超音波の学校 vol.1

胆嚢・胆管

関根智紀
総合病院国保旭中央病院診療技術局
日本超音波医学会認定超音波指導検査士

金原出版株式会社

はじめに

　超音波検査によって得られる検査・診断情報は，多くの理論と技術によって構築されている。しかし，検者依存性の高い超音波検査を臨床に広く貢献させるには，誰でも行えて誰もが情報提供できるある一定の水準，すなわちISO 15189に代表されるような品質マネジメントと技術能力によって標準化された検査と判読法を設ける必要がある。これは職人芸ともいわれる超音波検査領域では至難の業といえる取り組みである。一転，料理名人に目を向けると，彼らのもつ究極の職人技は料理のレシピによって一定の水準が設けられ，保証された味や見た目とともに広く提供されている。どこに違いがあるのだろうかと考えたとき，私は超音波検査にも「超音波のレシピ」をつくることで一定の水準が設けられ，その結果，超音波検査がさらなる臨床貢献を果たすことになるのではないかと確信した。

　料理のレシピは，材料，分量，時間が提示され，手順がルーチンとして定められている。このルーチンを守れば，名人とまったく同じとまではいかないまでも「一定の水準」「誰でも行えて誰もが広く提供できる」料理が完成する。本書はこの料理のレシピのしくみを取り入れた。症例編においては，まず超音波診断ツリーを提示し，それぞれの超音波像を順を追って観察するよう決まりを設けた。これを順守し，所見を積み上げていくことで，鑑別すべき疾患のチョイスを進め，最終的に診断へとつなげていくのである。もちろん結果は"名人と同じ診断"である。

　また，これらの前段階として，基礎編において，検査を支える理論と技術法を漏れることなく解説した。さらに，本書の特徴の一つとしてワンポイントも多く載せた。これは，超音波検査のレシピ化に伴って割愛された細かい知識を補う必要があるため，個々の異なる症例に適宜対応できるよう配慮して設置したものである。

　本書は，日々レベルアップを目指す検査士の皆さんにぜひ活用していただきたい。名人でなくてもよい，しかし「一定の水準」「誰でも行えて誰もが広く提供できる」超音波検査を目指したこの超音波レシピをもとに，個々人，ひいてはわが国の超音波検査の臨床貢献へとつながれば著者冥利に尽きる。

2018年10月

独立行政法人 総合病院国保旭中央病院 診療技術局

関根　智紀

協力者（敬称略・順不同）

総合病院国保旭中央病院

浅田　　学	志村　謙次	糸林　　詠	紫村　治久	中村　　朗
窪田　　学	宮川　明祐	熱田　直己	浅井　秀樹	

総合病院国保旭中央病院超音波室

木内　清恵	伊東　功江	菅澤千賀子	崎山恵理子	布施　義也
時田　　綾	新海由美恵	小松　達也	林　　涼子	

石田　秀明	秋田赤十字病院消化器センター	
岡庭　信司	飯田市立病院消化器内科	
小川　眞広	日本大学病院消化器内科	
齊藤　弥穂	新生会高の原中央病院放射線科・人間ドックセンター	
関口　隆三	東邦大学医療センター大橋病院放射線科	
千葉　　裕	北アルプス医療センターあづみ病院	
西川かおり	杏林大学医学部第3内科	
森　　秀明	杏林大学医学部第3内科	
山田　博康	県立広島病院消化器内科	

浅野　幸宏	成田赤十字病院
岩下　淨明	国立病院機構埼玉病院
白石　周一	東海大学医学部付属八王子病院
高梨　　昇	東海大学医学部付属病院
竹内　浩司	群馬県立小児医療センター
武山　　茂	国立病院機構横浜医療センター
中野　英貴	小張総合病院
南里　和秀	静岡県立静岡がんセンター
西川　　徹	藤田保健衛生大学病院
野中　利勝	福岡県済生会大牟田病院
長谷川雄一	成田赤十字病院
山口　秀樹	国立国際医療研究センター国府台病院
渡辺　秀雄	小張総合病院
綿貫　　裕	姫路赤十字病院

文献：日本超音波医学会指導検査士試験ガイドラインより「到達目標」を引用（一部改変）
提供：株式会社京都科学より「人体解剖模型I-80形」を掲載

∞ 謝　辞 ∞

本書を執筆するにあたり，ご協力をいただいた国保旭中央病院の皆様，
同じ志を持たせていただいている諸先輩方々に深謝を申し上げる次第です。
そして本書の出版機会を与えていただき，刊行に向けて編集，校正にご尽力をいただいた
金原出版の福村直樹氏，吉田真美子氏および宇野和代氏に心より感謝します。

∞　　∞　　∞

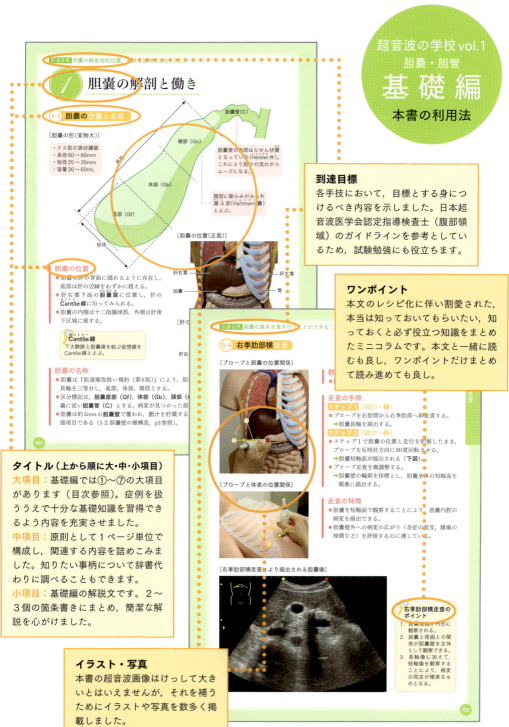

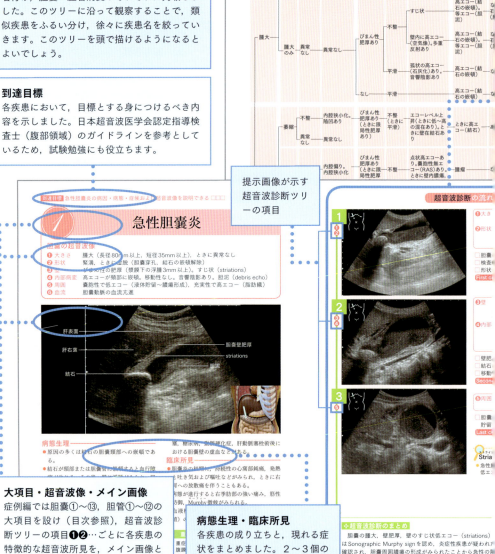

超音波診断ツリー
本書の目玉，オリジナルのツリーダイアグラム（樹形図）です．本書では超音波診断ツリーと名付け，胆嚢・胆管病変のそれぞれに掲載しました．このツリーに沿って観察することで，類似疾患をふるい分け，徐々に疾患名を絞っていきます．このツリーを頭で描けるようになるとよいでしょう．

到達目標
各疾患において，目標とする身につけるべき内容を示しました．日本超音波医学会認定指導検査士（腹部領域）のガイドラインを参考としているため，試験勉強にも役立ちます．

提示画像が示す超音波診断ツリーの項目

大項目・超音波像・メイン画像
症例編では胆嚢①〜⑬，胆管①〜⑫の大項目を設け（目次参照），超音波診断ツリーの項目❶❷…ごとに各疾患の特徴的な超音波所見を，メイン画像とともに提示しました．これらはいわば，料理レシピの料理名・材料・仕上がり写真にあたる部分です．このメイン画像を目指して検査を進めましょう．

病態生理・臨床所見
各疾患の成り立ちと，現れる症状をまとめました．2〜3個の箇条書きとし，簡潔な解説を心がけました．これらを念頭におくことが超音波診断を進めるうえでとても重要です．

超音波の学校 vol.1
胆嚢・胆管
症例編

超音波診断の流れ

各疾患の超音波診断の進め方の基本を示したページです。1〜3の超音波画像によって，超音波診断ツリーの項目❶❷…を順番に確認し，First choice→Second choice→Last choice のステップで類似疾患を鑑別していきます。最後に「超音波診断のまとめ」と「診断」を掲載しました。どの症例においてもこのような流れを身につけておくことが理想的です。

症例

「超音波診断の流れ」を実際の症例に当てはめてみましょう。流れを繰り返すことで，各疾患の超音波診断の進め方が身につきます。症例はオーソドックスなものから稀なものまで，数多く提示しました。胆嚢・胆管疾患を主役とした本書ならではの症例数です。

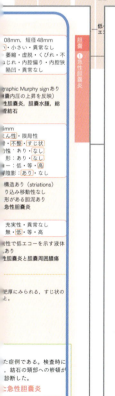

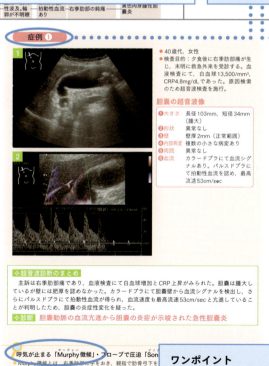

症例❶

- 40歳代，女性
- 検査目的：夕食後に右季肋部痛が生じ，未明に救急外来を受診された。血液検査にて，白血球13,500/mm³，CRP4.8mg/dLであった。原因検索のため超音波検査を施行。

胆嚢の超音波像

❶ 大きさ　長径103mm，短径34mm（腫大）
❷ 形状　異常なし
❸ 壁　壁厚2mm（正常範囲）
❹ 内部病変　複数の小さな病変あり
❺ 周囲　異常なし
❻ 血流　カラードプラにて血流シグナルあり。パルスドプラにて拍動性血流を認め，最高流速53cm/sec

❖ 超音波診断のまとめ
主訴は右季肋部痛であり，血液検査にて白血球増加とCRP上昇がみられた。胆嚢は腫大しているが壁には壁厚を認めなかった。カラードプラで胆嚢壁から血流シグナルを検出し，さらにパルスドプラにて拍動性血流が得られ，血流速度も最高流速53cm/secと亢進していることが判明したため，胆嚢の炎症性変化を疑った。

❖ 診断　胆嚢動脈の血流充進から胆嚢の炎症が示唆された急性胆嚢炎

呼気が止まる「Murphy微候」・プローブで圧迫「Sono...
- Murphy微候とは，右季肋部にて手をおき，親指で肋骨弓下をあて，患者に深呼吸させると，痛みのために呼吸が途中で止まる症状のこと。1903年にMurphyが胆石症の微候として記載したことに由来で，急性胆嚢炎として知られる。
- Sonographic Murphy signとは，プローブで胆嚢部位を圧迫して生じる圧痛の所見のこと。超音波像をみながら正確に胆嚢底部を...ことで痛みの部位を判断できる。

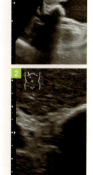

症例❷

❖ 超音波診断のまとめ
以前から胆嚢結石を指摘さ...血球増加とCRP上昇がみられ...性がなく嵌頓を考えた。さら...め，急性胆嚢炎を疑った。

❖ 診断　胆嚢結石が頸部...

ワンポイント

症例編でも，たくさんのミニコラムを用意しました。本当は知っておいてもらいたい，知っておくと必ず役立つ知識をまとめてあります。本文と一緒に読むも良し，ワンポイントだけまとめて読み進めても良し。

超音波の学校 ＴＩＭＥ ＴＡＢＬＥ
vol.① 胆嚢・胆管

(iii) はじめに
(v) 本書の利用法

基礎編

002 ❶ 胆嚢の解剖と働き

1-1 胆嚢の位置と名称	002	1-2 胆嚢壁の層構造	003
1-3 胆嚢管の位置と走行	004	1-4 胆嚢・胆汁の働き	005
1-5 胆汁の成分	006		

008 ❷ 胆管の解剖

2-1 胆管の位置と名称	008	2-2 肝外胆管の区分	009
2-3 肝門部胆管の走行と区分	010	2-4 胆管の周囲臓器	011

012 ❸ 胆嚢でみられるアーチファクト

3-1 胆嚢にみられる多重反射	012	3-2 胆嚢にみられるコメット様エコー	013
3-3 胆嚢にみられるサイドローブ	014	3-4 胆嚢にみられる音響陰影	015
3-5 胆嚢にみられるレンズ効果	016	3-6 胆嚢にみられる外側陰影	017
3-7 胆嚢にみられる超音波ビームの厚み	018		

020 ❹ 胆嚢描出に必要な知識と手技

4-1 ゲインとSTCの調整	020	4-2 Depthの調整	021
4-3 体型による胆嚢の形状と位置	022	4-4 胆嚢の呼吸性移動	023
4-5 胆嚢・胆管検査時の体位	024	4-6 胆嚢超音波検査の盲点	025
4-7 胆管超音波検査の盲点	026		

028 ❺ 胆嚢の基本走査

5-1 右肋骨弓下走査	028	5-2 右肋間走査	030
5-3 右季肋部斜〜縦走査	032	5-4 右季肋部横走査	033
5-5 胆嚢の基本走査と体位	034		

036 ❻ 胆管の基本走査

6-1 右肋骨弓下〜心窩部横走査	036	6-2 右肋間走査	038
6-3 右季肋部斜〜縦走査	040	6-4 右季肋部斜〜横走査	041
6-5 胆管の基本走査と体位	042		

044 ❼ 胆嚢・胆管の計測法とコツ

7-1 胆嚢の大きさ	044	7-2 胆嚢の形状	045
7-3 胆嚢の壁	048	7-4 胆嚢の内部	050
7-5 胆管の径・壁・内部	051		

症例編：胆囊

- 056 胆囊病変の超音波診断ツリー
- 060 ❶ 急性胆囊炎
- 068 ❷ 気腫性胆囊炎
- 070 ❸ 胆囊コレステロールポリープ
- 074 ❹ 胆囊結石
- 084 ❺ 胆囊腺筋腫症
- 092 ❻ 胆囊癌
- 102 ❼ 慢性胆囊炎
- 106 ❽ 黄色肉芽腫性胆囊炎
- 112 ❾ 陶器様胆囊
- 114 ❿ コメット様エコー
- 118 ⓫ 胆泥
- 124 ⓬ 胆囊の腫大
- 126 ⓭ 胆囊壁の肥厚

症例編：胆管

- 130 胆管病変の超音波診断ツリー
- 132 ❶ 肝内胆管結石
- 136 ❷ 肝外胆管結石（総胆管結石）
- 142 ❸ 先天性胆道拡張症
- 148 ❹ Caroli病
- 152 ❺ 胆道内空気（胆道気腫）
- 156 ❻ 胆道出血
- 160 ❼ 胆道回虫迷入症
- 164 ❽ 胆管癌
- 172 ❾ 乳頭部癌
- 176 ❿ 原発性硬化性胆管炎
- 180 ⓫ IgG4関連硬化性胆管炎
- 184 ⓬ 閉塞性黄疸

(187) 索 引

超音波の学校 vol.① 胆嚢・胆管

基 礎 編

到達目標 胆嚢の解剖学的位置，形状を説明できる □□□

1 胆嚢の解剖と働き

1-1 胆嚢の位置と名称

〔胆嚢の形（実物大）〕

- ナス型の袋状臓器
- 長径 60〜80mm
- 短径 25〜35mm
- 容量 30〜60mL

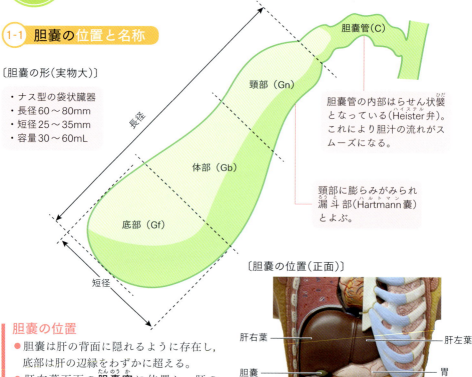

胆嚢管の内部はらせん状襞となっている（Heister弁／ハイステル）。これにより胆汁の流れがスムーズになる。

頸部に膨らみがみられ漏斗部（Hartmann嚢／ハルトマン）とよぶ。

胆嚢の位置

- 胆嚢は肝の背面に隠れるように存在し，底部は肝の辺縁をわずかに超える。
- 肝右葉下面の**胆嚢窩**に位置し，肝の**Cantlie線**に沿ってみられる。
- 胆嚢の内側は十二指腸球部，外側は肝後下区域に接する。

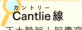
Cantlie線（カントリー）
下大静脈と胆嚢窩を結ぶ仮想線をCantlie線とよぶ。

胆嚢の名称

- 胆嚢は『胆道癌取扱い規約（第6版）』により，胆嚢底部の頂点から胆嚢管移行部までの長軸を三等分し，底部，体部，頸部とする。
- 区分標記は，**胆嚢底部（Gf），体部（Gb），頸部（Gn）**とし，さらに胆嚢管は解剖学的定義に従い**胆嚢管（C）**とする。病変が見つかった部位はこの区分を用いて報告書に記す。
- 胆嚢は約2mmの**胆嚢壁**で覆われ，胆汁を貯蔵する。胆嚢壁は胆嚢検査において大事な評価項目である（1-2.胆嚢壁の層構造，p3参照）。

到達目標 胆嚢壁の解剖学的層構造，消化管壁との差異を説明できる □□□

1-2 胆嚢壁の層構造

〔胆嚢壁の層構造（長軸）〕

漿膜
漿膜下層
固有筋層
粘膜
胆嚢内腔
RAS

胆嚢壁の構造

- 胆嚢壁は，内腔から順に**粘膜（M）**，**固有筋層（MP）**，**漿膜下層（SS）**，**漿膜（S）**で形成される。
- 他の消化管臓器に存在する粘膜筋板と粘膜下層が欠如している（このため，バリア機能に乏しく炎症の波及，癌の漿膜への浸潤，周囲臓器への直接浸潤，リンパ節転移などが起こりやすい）。

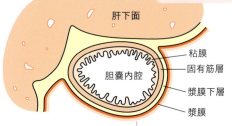

〔胆嚢壁の層構造（短軸）〕

胆嚢の頸部は肝と付着しているため漿膜が存在しない。

肝下面
粘膜
固有筋層
漿膜下層
漿膜
胆嚢内腔

腹膜：胆嚢体部から底部は肝とともに腹膜で覆われている。

Rokitansky-aschoff 洞（RAS）

粘膜層が固有筋層や漿膜下層にまで陥凹しくぼみを形成することがある。これを Rokitansky-aschoff 洞（RAS）とよび，胆嚢壁に特徴的な構造である。炎症を引き起こす菌の温床となる。

超音波でみる胆嚢壁

- 胆嚢壁は，体外式超音波検査では1層（高エコー）あるいは2層（内腔側から，低エコーと高エコー）として描出される。
- 一方，内視鏡超音波検査では，高周波プローブにより2層あるいは3層に描出される。

〔超音波でみる胆嚢壁の層構造〕

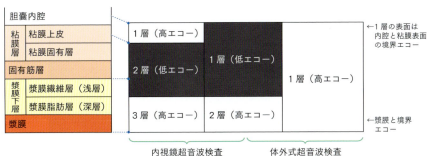

到達目標 胆嚢管の解剖学的位置，走行を説明できる □□□

1-3 胆嚢管の位置と走行

胆嚢管の位置と走行
- 胆嚢頸部と総胆管をつなぐ管を**胆嚢管**，胆嚢管と総胆管の合流部を**三管合流部**とよぶ（2-1.胆管の位置と名称，p8参照）。
- 胆嚢管の走行パターンを右図に示す。鋭角型＞並行型＞らせん型の順に多い。

超音波でみる胆嚢管
- 三管合流部の合流パターンを下図に示す。さまざまな合流パターンがあるが超音波検査では判別が難しい。特に総胆管の低位で合流する場合は消化管ガスの影響が大きい。

〔胆嚢管の走行パターン〕

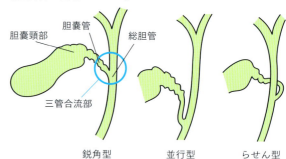

〔三管合流部の合流パターン〕

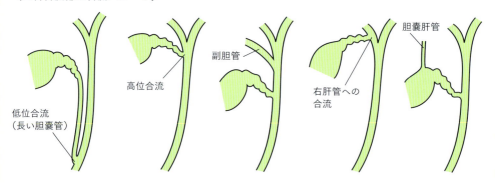

〔超音波でみる胆嚢管と三管合流部〕

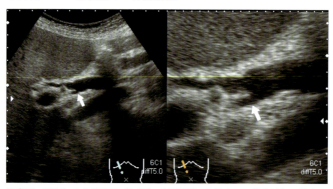

注意深い観察により胆嚢管（矢印）が総胆管に合流する三管合流部を描出することができる。

到達目標 胆嚢の機能を説明できる □□□

1-4 胆嚢・胆汁の働き

胆嚢の役割

- 胆嚢は，肝から分泌された胆汁を貯留する。胆汁に含まれる塩分や水分を胆嚢壁で吸収し，胆汁が濃縮される。
- 十二指腸内で放出される消化管ホルモン（コレシストキニン）の作用により胆嚢が収縮する。この収縮により，濃縮された胆汁が肝外胆管へ運ばれ十二指腸に排出される。

〔胆嚢の役割と胆汁の流れ〕

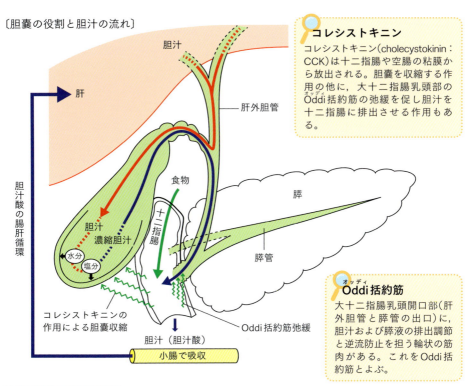

コレシストキニン
コレシストキニン（cholecystokinin：CCK）は十二指腸や空腸の粘膜から放出される。胆嚢を収縮する作用の他に，大十二指腸乳頭部のOddi括約筋の弛緩を促し胆汁を十二指腸に排出させる作用もある。

Oddi括約筋
大十二指腸乳頭開口部（肝外胆管と膵管の出口）に，胆汁および膵液の排出調節と逆流防止を担う輪状の筋肉がある。これをOddi括約筋とよぶ。

胆汁酸の腸肝循環

- 胆汁酸が十二指腸へ排出されると，その大部分は小腸で吸収される。吸収された胆汁酸は門脈を経て肝に戻り肝細胞に取り込まれ，再び胆汁の中へ放出される。このサイクルを**胆汁酸の腸肝循環**とよぶ。
- 胆汁酸は脂肪の消化を助け，小腸での吸収を促進する働きをもつ。しかし胆汁そのものには消化酵素が含まれず，十二指腸内で膵液と混わることにより膵消化酵素（リパーゼ）を活性化し脂肪を分解する。
- 腸肝循環により胆汁酸やビタミンD_3，ビタミンB_{12}，葉酸などの生体物質が効率よく合成される。また，このサイクルは，腸肝循環する薬物（モルヒネ，ジゴキシン，イリノテカンなど）の血中薬物濃度の維持にも役立っている。

到達目標 胆汁の成分とビリルビン代謝を説明できる □□□

1-5 胆汁の成分

胆汁の成分
- 1日あたり700～900mLの胆汁が肝から分泌され，胆嚢内で1/6～1/10に濃縮される。
- 胆汁は，胆汁酸，リン脂質，コレステロール，**胆汁色素（主にビリルビン）**，レシチンなどで構成される。さらにナトリウムイオン，塩化物イオン，炭酸イオンなどの電解質が含まれる。
- 肝から十二指腸へ排出される過程によって，胆汁は次のように区分される。それぞれ成分比率が若干異なるため，色味にも差が現れる。

〔胆汁の区分〕

名称	特徴	色
肝胆汁	肝で生成されて流出した胆汁	澄んだ黄金色
胆嚢胆汁	胆嚢内で濃縮された胆汁	緑がかった茶褐色
胆管胆汁	総胆管内に存在する胆汁	淡い褐色

> **胆汁色素**
> 古くなった赤血球（ヘモグロビン）から遊離した色素（ヘム）が分解され，黄色い色素（ビリルビン）に変化する。このビリルビンが胆汁の主な色素となる。

ビリルビンの代謝
- 脾内において分解されたヘムは，さらに鉄とプロトポリフィリンに分離し，ビリベルジンを経てビリルビンに変化する。
- 不溶性であるビリルビン（**間接型ビリルビン**）は，このままでは排出されず，血中タンパク質であるアルブミンと結合し，肝に輸送される。
- 肝でグルクロン酸と抱合したビリルビンは，水溶性に変化し（**直接型ビリルビン**），胆汁成分として排出される。
- 肝機能障害や胆嚢，胆管病変により，血中ビリルビンが蓄積されると，ビリルビンの黄色い色素により**黄疸**となって現れる。

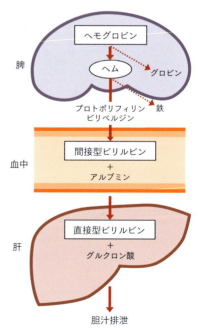

〔ビリルビン代謝のしくみ〕

MEMO

食後の胆嚢

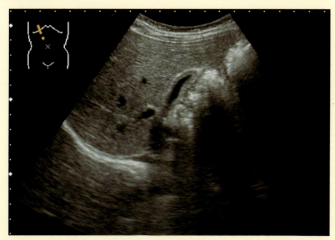

- 胆嚢の大きさと壁は，食事摂取により変化する。
- 食事摂取により胆嚢が収縮すると，壁には軽度の厚みがみられる。

到達目標 胆管の解剖学的位置を説明できる □□□

胆管の解剖

2-1 胆管の位置と名称

胆管の位置

- 胆管は肝細胞の毛細胆管に始まり，次第に集合し左右の肝葉から1管ずつ出て肝門部で**総肝管**となる。
- 総肝管は胆嚢管と三管合流部にて合流し**総胆管**となり，十二指腸で開口する（**大十二指腸乳頭部**，**Vater乳頭部**）。
- 超音波検査では，肝内胆管の径1mmの第3～4次分枝からを胆管と認識するのが理解しやすい。

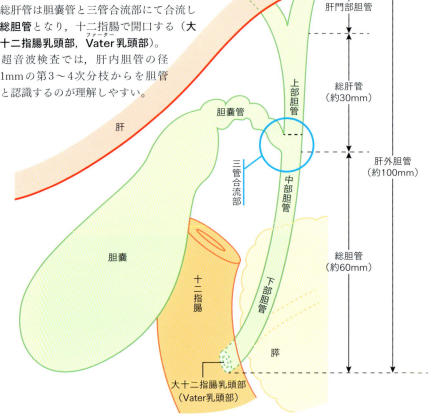

〔胆管の一般的な区分〕

胆管の名称

- 上図に示すように，胆管の区分にはいくつかの種類がある。各施設の報告様式にしたがって記載できるようこれらの名称を覚えておくことが重要である。
- 次項「2-2.肝外胆管の区分」（p9）に日本肝胆膵外科学会による肝外胆管の区分を示す。
- なお，**胆道**とは肝で作られた胆汁が十二指腸に至るまでの全経路をさす。

到達目標 肝外胆管の走行，肝十二指腸間膜の解剖を説明できる □□□

2-2 肝外胆管の区分

『胆道癌取扱い規約』による肝外胆管の区分
- 肝外胆管は，**肝門部領域胆管（Bp）** と **遠位胆管（Bd）** に区分される。
- 肝門部領域胆管は，左右肝管合流部下縁から十二指腸壁に貫入するまでを二等分した上側の部位とし，ほぼ胆嚢管合流部に重なる。
- 遠位胆管は，肝門部領域胆管の下縁より十二指腸壁に貫入する部分までである。
- 『胆道癌取扱い規約（第6版）』では従来の「左右の肝管は一次分枝で肝外胆管，それより末梢は二次分枝で肝内胆管」という解剖学的区分は用いない。

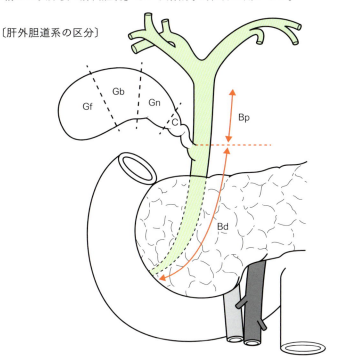

〔肝外胆道系の区分〕

日本肝胆膵外科学会編．臨床・病理胆道癌取扱い規約．第6版，金原出版，2013より転載

肝十二指腸間膜の解剖
- 肝下面を覆う腹膜は小網であり，肝門部から左方の胃小弯側が **肝胃間膜**，右端の十二指腸に至るほうが **肝十二指腸間膜** となる。
- 肝十二指腸間膜は，総胆管，固有肝動脈，門脈，リンパ管，迷走神経を含んでいる。

> **間膜**
> 腹膜（厳密には漿膜上皮）が表面を覆いながら反転して二重膜となっているものを間膜とよぶ。

到達目標　肝門部の解剖学的特徴および胆道と脈管との位置関係を説明できる　☐☐☐

2-3　肝門部胆管の走行と区分

〔肝門部胆管・肝動脈・門脈の走行〕

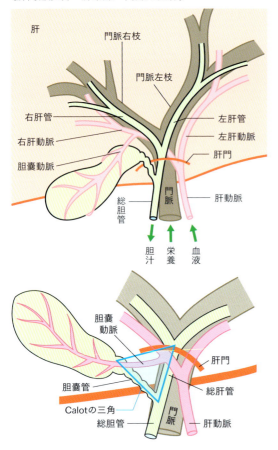

胆管・肝動脈・門脈の走行と役割

- 胆管，肝動脈は門脈に併走しながら**肝門部**において左右の枝に分かれ，それぞれ肝左葉・右葉にのびる。肝動脈から分岐した右肝動脈は胆管と門脈の間を交差して肝内に入り胆嚢を栄養する。
- **胆管**は肝細胞から分泌される胆汁を肝外へ輸送する。**肝動脈**は血液を肝に取り込む。**門脈**は消化管で吸収された栄養を肝へ運ぶ。

Calot（カロー）の三角

- 肝門部は，胆管，肝動脈，門脈の肝への出入り口にあたる。この肝門部において，総肝管-胆嚢管-肝下面によってつくられる三角形をCalotの三角とよぶ。
- 右肝動脈から派生する胆嚢動脈の多くはここを走行するため，Calotの三角を目安に胆嚢の位置を見極めることができる。

『胆道癌取扱い規約』による肝門部領域胆管の区分

- 肝門部領域胆管の上縁は通常**A図**の通り，左側は門脈臍部（U point）の右縁から，右側は門脈前後枝の分岐点（P point）の左縁までの範囲となる。U pointとP pointはCTで判断する。
- **B図**のように門脈右後枝が先行独立分岐する場合は，左側はU point右縁とし，右側は門脈分岐部からU point右縁までと同等の長さを反映させる。

〔肝門部領域胆管の目安〕

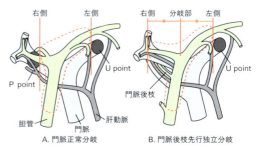

A. 門脈正常分岐　　B. 門脈後枝先行独立分岐

日本肝胆膵外科学会編．臨床・病理胆道癌取扱い規約．第6版，金原出版，2013より転載

> 到達目標 胆管と周囲臓器の関係について説明できる □□□

2-4 胆管の周囲臓器

膵管の位置

- 胆管は膵頭部を通過し十二指腸に開口する。**膵管（主膵管）は胆管と合流し十二指腸に開口する。これを大十二指腸乳頭（Vater乳頭）部とよぶ。**
- 副膵管は大十二指腸乳頭部の2〜3cm上側で十二指腸に開口し、**小十二指腸乳頭部**とよばれる。
- **Oddi括約筋**については「1-4.胆囊・胆汁の働き」（p5）を参照。

〔十二指腸乳頭部〕

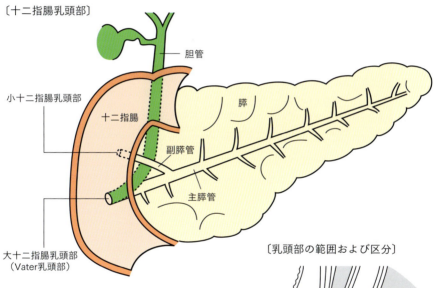

『胆道癌取扱い規約』による乳頭部の区分

- 乳頭部胆管（Ab）、乳頭部膵管（Ap）、共通管部（Ac）、大十二指腸乳頭（Ad）と称す。

〔乳頭部の範囲および区分〕

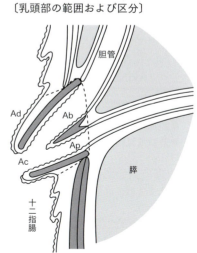

日本肝胆膵外科学会編，臨床・病理胆道癌取扱い規約．第6版，金原出版，2013より転載

> **大十二指腸乳頭部は超音波検査で見える？ 見えない？**
> - 大十二指腸乳頭部は小さく、また十二指腸内のガスや内容物が妨げとなり超音波検査での描出が難しい。
> - 描出向上のためには、胆管末端まで明瞭に描出されていること、十二指腸下降脚内にガス像が除かれかつ液体の貯留が保たれている状態が望ましい。

> **到達目標** 胆囊内のアーチファクトを説明でき，それを減ずる対応または活用ができる □□□

胆嚢でみられるアーチファクト

3-1 胆嚢にみられる多重反射

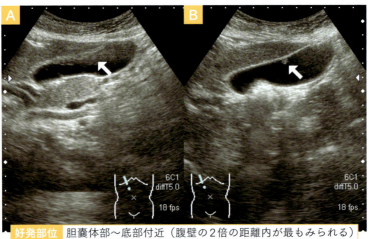

好発部位 胆嚢体部～底部付近（腹壁の2倍の距離内が最もみられる）

原理
- **多重反射**とは，超音波パルスが振動子と強い反射体との間を何回も往復する現象のこと。モニタの表示部には反射体の距離に相当する間隔で複数のエコーが表示される。
- 胆嚢の多重反射は，腹壁からの影響を受けて生じる。
- 胆嚢はその頸部が肝門部付近にあり，底部は肝縁付近に位置する。肝縁の深さは腹壁から2倍の距離内となるため，胆嚢体部～底部には腹壁からの多重反射が重複して表示される。A図では，胆嚢体部のポリープ（矢印）が多重反射により識別できない。

実像との見分け方
- 多重反射は，腹壁が細長く横にのびたすじ状の構造として観察される。
- 呼吸性移動はみられない。

多重反射を減ずる対応
- 胆嚢体部～底部を腹壁の2倍の距離より深部に移動させ，多重反射が生じる範囲外に描出させる。
- 多重反射は，超音波ビームが腹壁に垂直にあたると生じやすいため，プローブをやや斜めに傾けて入射すると軽減する。B図では，体部のポリープは多重反射が取り除かれ明瞭に描出されている（矢印）。
- STCを活用し表示部分を調整する（病変部に対しても増幅が弱くなるので見逃しに注意する）。

> **到達目標** 胆嚢内のアーチファクトを説明でき，それを減ずる対応または活用ができる □□□

3-2 胆嚢にみられるコメット様エコー

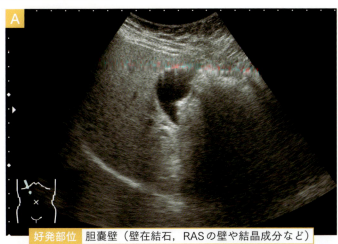

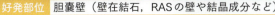
好発部位 胆嚢壁（壁在結石，RASの壁や結晶成分など）

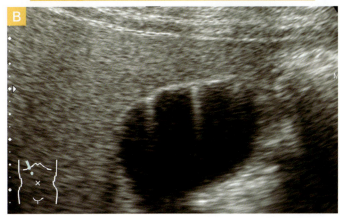

原理
- **コメット様エコー**（comet-tail artifact）は，小さな反射体（反射源）に起因する。
- 反射体の上面と下面の間で超音波パルスが反射を繰り返し，エコーが重複して表示される多重反射である。
- A図に胆嚢底部にみられる多重反射を示す。B図のように拡大画像で観察すると，コメット様エコーが胆嚢壁内の小さな反射体より生じていることが分かる。

コメット様エコーの活用
- コメット様エコーを生じる主な反射体には，壁在結石の他に，RASの壁や結晶成分などもあり，胆嚢腺筋腫症を診断するうえで有用である。
- アーチファクトは本来ならばそれを減ずる対策が必要であるが，コメット様エコーはこのように胆嚢壁内に存在する病変の診断に役立つ。

到達目標 胆嚢内のアーチファクトを説明でき，それを減ずる対応または活用ができる □□□

3-3 胆嚢にみられるサイドローブ

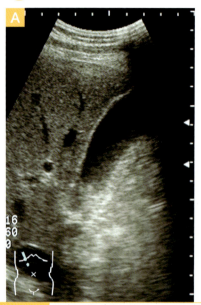

好発部位 胆嚢頸部（消化管ガスが起因）

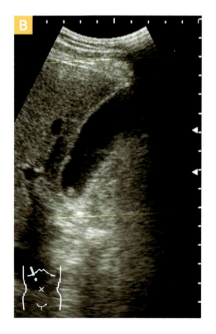

原理
- 超音波の中心軸であるメインローブではなく，**サイドローブ**の反射信号がアーチファクトをつくり出す。メインローブの近傍に強い反射体があると生じやすい。
- 胆嚢では，近傍に位置する消化管ガスからの反射信号が，メインローブ上の胆嚢にアーチファクトとして表示されることがある。
- **A**図では，胆嚢頸部ポリープが不明瞭であり，サイドローブによるアーチファクトであると考えられる。

実像との見分け方
- 異なる方向から超音波ビームを入射させることにより，生じていたエコーの有無をみて，実像かどうかを確認する。
- アーチファクトは強いエコー（実像）の隣に連続して観察される。

サイドローブによるアーチファクトを減ずる対応
- 胆嚢では，消化管ガスが移動した後を見計らい，再びエコーの有無をみるとよい。**B**図のようにアーチファクトが軽減し，頸部ポリープが明瞭に描出された。
- また，サイドローブは音圧が低いため増幅度を下げることでサイドローブによるアーチファクトを減じられる。この場合，STCを活用しサイドローブによるアーチファクトが表示される部分を調整し，観察しやすくするとよい。ただし，メインローブの音圧も下がるため病変の見逃しには注意を要する。

到達目標 胆嚢内のアーチファクトを説明でき，それを減ずる対応または活用ができる □□□

3-4 胆嚢にみられる音響陰影

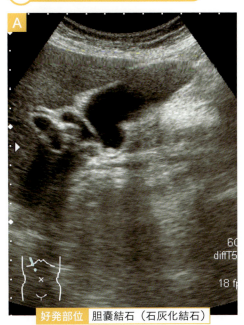

好発部位 胆嚢結石（石灰化結石）

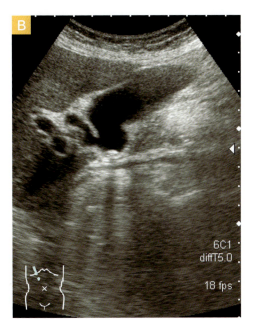

原理
- **音響陰影**とは，超音波が透過しにくい組織の後方でエコーが減衰あるいは消失するものをいう。
- 胆嚢でみられる音響陰影は，超音波に強く反射する結石などに起因する。特に石灰化を伴う結石は強い反射体となり，その後方に超音波が伝わらず音響陰影を生じやすい。
- 胆嚢壁に石灰化を生じる陶器様胆嚢でも壁後方に音響陰影がみられる。

音響陰影の活用
- **A**図では胆嚢内に小病変がみられるものの音響陰影は認められず，結石の他ポリープなども疑われる。一方**B**図では，小病変の後方に音響陰影が得られ，結石の診断が可能となった。
- このように音響陰影の有無により病態を鑑別できる。

> 到達目標 胆嚢内のアーチファクトを説明でき，それを減ずる対応または活用ができる □□□

3-5 胆嚢にみられるレンズ効果

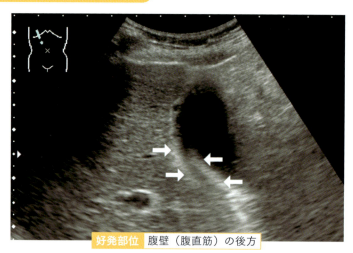

好発部位 腹壁（腹直筋）の後方

原理
- **音響インピーダンス**が異なる2つの組織を超音波ビームが通過すると，「Snellの法則」によりビームが屈折する。このとき，超音波を屈折させた組織を**音響レンズ**とよぶ。この**レンズ効果**により，屈折した超音波ビームが反射体にあたるとこれを反映した像が，実像に隣接して描出される。
- 胆嚢超音波検査では，腹壁（腹直筋）や皮下脂肪が音響レンズとなることがあり，胆嚢がこの音響レンズの影響を受け，本来の超音波ビームと屈折ビームの両者を反映する像として，**上図**のように胆嚢壁が二重に描出されることがある（矢印）。

実像との見分け方
- 類似した構造物が隣接して二重にみえる場合は，レンズ効果によって生じたアーチファクトである可能性を念頭におく。
- 胆嚢では，描出する部位を変えて，実像とアーチファクトを見分ける。また，胆嚢の輪郭に沿って観察することにより，レンズ効果によるアーチファクトと区別することができる。

レンズ効果を減ずる対応
- 胆嚢の描出では，超音波ビームの方向を変化させ，音響レンズとなる腹壁（腹直筋）を避けることによりレンズ効果を軽減あるいは消失させることができる。

到達目標 胆嚢内のアーチファクトを説明でき，それを減ずる対応または活用ができる □□□

3-6 胆嚢にみられる外側陰影

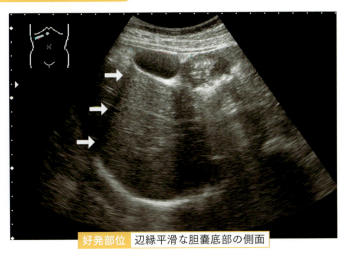

| 好発部位 | 辺縁平滑な胆嚢底部の側面 |

原理
- **外側陰影**とは，球状かつ辺縁平滑な腫瘤などの側面から後方にのびる音響陰影のことである。
- 胆嚢では，底部や屈曲部の辺縁平滑な球状部分で超音波が屈折し，その後方に音響陰影を生じる（矢印）。

外側陰影を減ずる対応
- 超音波ビームの入射角度を少し変化させると，外側陰影を消失させることができる。

外側陰影の活用
- 図のように，外側陰影によって胆嚢底部末端まで描出できていることを実感できる。

到達目標 胆嚢内のアーチファクトを説明でき，それを減ずる対応または活用ができる □□□

3-7 胆嚢にみられる超音波ビームの厚み

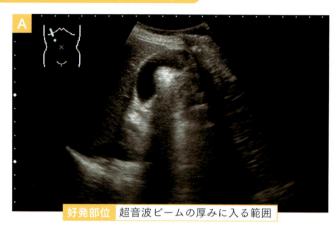

好発部位 超音波ビームの厚みに入る範囲

原理
- **超音波ビームの厚み**によるアーチファクトとは，ビーム幅に含まれる反射体が，同一画面上にすべて映り込んでしまうことをいう。
- 胆嚢ではこのアーチファクトにより，近接する消化管ガスが胆嚢内に存在する結石や腫瘤であるかのように描出されることがあり，誤解釈の要因となる。
- **A**図では，胆嚢体部に結石様の強いエコーを認めるとともに，後方エコーが多重反射を伴いながら消失しており，超音波ビームの幅に含まれる反射体（結石様病変と隣接する消化管ガス）が同一画面上に表示されたことによる不自然な像となっている。

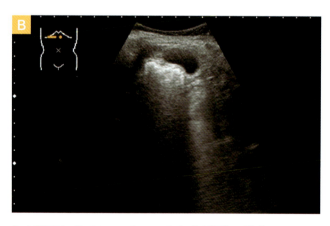

超音波ビームの厚みによるアーチファクトを減ずる対応
- 体位変換やプローブの角度を変えること，または長軸面と短軸面を組み合わせて2方向観察をすることで，超音波ビームの厚みによるアーチファクトが胆嚢内部の反射体によるものか，あるいは外部の反射体によるものかを識別し誤解釈を回避することができる。
- **A**図の胆嚢を短軸面で観察したところ，**B**図のように結石様の強いエコーは隣接する消化管ガスであることが判読できた。

| MEMO

基礎 ❸胆嚢でみられるアーチファクト

遊走した胆嚢

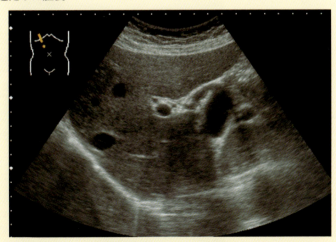

- 胆嚢の位置変化として移動性のある遊走した胆嚢があげられる。
- 胆嚢（あるいは胆嚢管）が胆嚢間膜を介して肝下面に付着すると固定が不十分となる。その結果，移動した胆嚢が遊走したように描出される。

到達目標 適切な装置の設定ができる □□□

4 胆嚢描出に必要な知識と手技

4-1 ゲインとSTC（エスティーシー）の調整

ゲインとSTCの調整
- **ゲイン**とは増幅回路の**増幅度**のことであり，「ゲインが大きい」とは増幅度が大きいことを表す。**STC**とは距離による減衰変化の補正調節のことである。
- 超音波装置は，受信した反射信号の中で強すぎる信号と弱すぎる信号をカットし，検査に必要な信号範囲を選択的にモニタに表示する。さらにゲインとSTCを調整することで，表示したい範囲を適宜設定することができる。
- 胆嚢の観察では病変がごく小さいがゆえ，エコーレベルの軽度変化を見落さないことが大切である。

ゲイン調整の実際
- ゲインを過度に大きくすると弱い信号が主体となり，強い信号が飽和して表示される。このためモニタ全体が明るくなりすぎて観察が不適正となる。
- 逆にゲインを過度に小さくすると強い信号が主体となるため，弱い信号は表示されずモニタ全体が暗くなる。これも観察には不適正である。

〔ゲイン調整を活用した胆嚢病変の観察〕

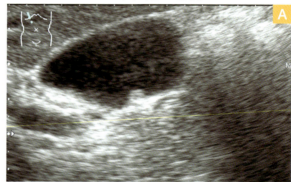

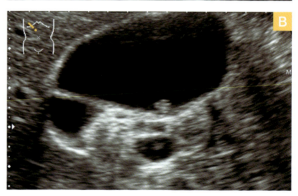

- **A図**では，ゲインが大きくノイズが生じ画面全体が明るい。胆嚢内部が無エコーではなく，ポリープの境界も不明瞭である。
- 一方**B図**では，ゲインの調整により胆嚢内部からノイズが消え，ポリープの識別が容易となった。

到達目標 適切な装置の設定ができる □□□

4-2 Depth(デプス)の調整

Depthの調整
- **Depth**とは**視野深度**のことである。プローブから何cmまでの範囲をモニタ画面に表示するかを調整することができる。
- Depthを浅くしすぎると，胆嚢全体をモニタに収めることができず観察に不適正であり，見落としのない観察のために，胆嚢周囲までがモニタに入るようDepthを深く調整する必要がある。
- 腹部領域のスクリーニング検査時は15cmを目安にDepthを設定することが多い。

Depth調整の実際
- 胆嚢の観察では，高周波プローブを用いてDepthを調整することで，ごく小さい胆嚢病変をより詳細に観察することができる。

- A図の視野深度では，胆嚢底部にある小さな腫瘤が均一構造として観察されている。
- 一方B図は，高周波プローブを用いてDepthを調整し腫瘤部を拡大した画像である。腫瘤が鮮明に描出され，内部には小さな無〜低エコー域がみられる。またその後方には音響増強がみられる。この無〜低エコー域は嚢状成分が主体のRASと判読され，胆嚢腺筋腫症と診断できた。

〔Depth調整を活用した胆嚢底部腫瘤の観察〕

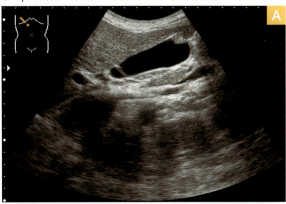

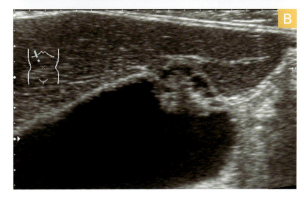

基礎 ❹ 胆嚢描出に必要な知識と手技

到達目標 体型による胆嚢の形状や位置の違いを説明できる □□□

4-3 体型による胆嚢の形状と位置

体型による肝および胆嚢の形状と位置
- 被検者の体型により肝（特に肝右葉）の形状が異なる。そのため，肝下面に付着して存在する胆嚢では，この形状の違いを考慮して観察する必要がある。
- **痩せ型の肝**は，頭尾方向に長く，腹背方向に短く厚みが乏しい。これに伴い胆嚢は頭尾方向に細長くのびる。
- **肥満型の肝**は，頭尾方向に短く，腹背方向に長く厚みがある。このため胆嚢は腹背方向にせり立つように位置する。

〔体型による肝および胆嚢の形状と位置〕

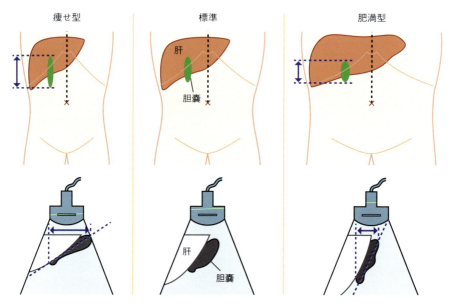

体型による胆嚢の見え方と走査のポイント
- **痩せ型の胆嚢**はやや細長く，標準型の胆嚢よりも正中に寄っている。また，肝右葉が厚みに乏しく，胆嚢は超音波ビームに対して鈍角に観察される。
  → プローブによる圧迫が強いと胆嚢がつぶれて描出されてしまうため，圧迫しすぎないように観察することがポイントである。
- **肥満型の胆嚢**は長軸方向にやや縮んでおり，標準型の胆嚢より正中から離れている。また，肝右葉に厚みがあるため，胆嚢は超音波ビームに対して鋭角にせり立つように観察される。
  → 胆嚢は，肋骨内にとどまることが少なくない。このため右肋骨弓下走査では消化管ガスの影響を受けやすく，右肋間走査での観察が主体となる。

到達目標 呼吸性移動による胆嚢への影響を説明できる □□□

4-4 胆嚢の呼吸性移動

胆嚢の呼吸性移動

- 呼吸に伴う腹部内臓器の移動を**呼吸性移動**とよぶ。吸気によって肺が広がり横隔膜が下がることで起こる現象である。
- 呼吸性移動により肝は尾側（足側）へ移動する。これに伴い、肝下面に付着する胆嚢も尾側へ移動する。

〔呼吸で変わる胆嚢の超音波像〕

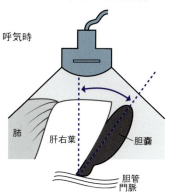

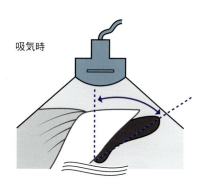

肝下面と胆嚢頸部がなす角度は鋭角である。

呼吸性移動により肝と胆嚢が尾側へ移動すると、肝下面と胆嚢頸部がなす角度が呼気時より鈍角となる。

呼吸性移動による胆嚢描出のポイントと注意点

- 被検者には**腹式呼吸**をとらせ、吸気時に肝および胆嚢が通常より尾側に移動するところを観察する。このとき右肋骨の影響を受けにくく超音波ビームが胆嚢に届きやすくなる。
- また、肝が胆嚢に覆いかぶさる状態となることから、肝を音響窓として活用することもできる。
- ただし、右肋骨弓下に消化管ガスが多い場合は、呼吸性移動が逆効果となることもあるため注意が必要である。

> **超音波検査における腹式呼吸の手順**
> 1. 息を吐いて肩の力を抜く。
> 2. ゆっくりと深く息を吸い、腹部を持ち上げるように膨らませる。
> 3. このとき横隔膜が尾側に下がるのに伴い、肝や胆嚢も肋骨からはみ出るように尾側へ移動する。

> **横隔膜**
> 胸腔と腹腔を隔てる筋の壁である。呼吸は、このドーム状の横隔膜の動きと連動し、吸気時に下がり、呼気時に上がる。

到達目標 適切な体位変換ができる □□□

4-5 胆嚢・胆管検査時の体位

胆嚢・胆管描出時の体位
- 胆嚢の描出は比較的走査が進めやすく，容易なものと思われがちである。しかし，胆嚢頸部，体部，底部では形状が異なり，隣接する消化管のガス像の影響も受けやすく，体型などの個人差もみられ実際には描出が難しい。
- 胆嚢の描出能や診断能を高めるためには，**呼吸性移動**や**体位変換**を利用することが必要となる（呼吸性移動については前項参照）。

〔胆嚢検査で用いられる主な体位〕

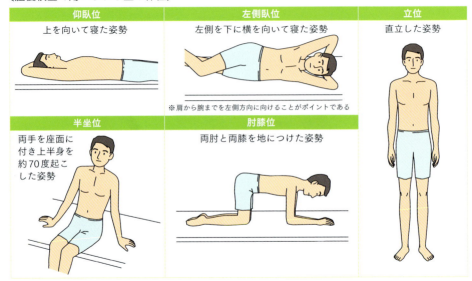

仰臥位	左側臥位	立位
上を向いて寝た姿勢	左側を下に横を向いて寝た姿勢 ※肩から腕までを左側方向に向けることがポイントである	直立した姿勢

半坐位	肘膝位
両手を座面に付き上半身を約70度起こした姿勢	両肘と両膝を地につけた姿勢

体位変換による胆嚢描出のポイントと注意点
- **左側臥位**では，肝右葉が右季肋部側にねじれ，胆嚢に覆いかぶさるような状態となる。これにより肝が音響窓となり胆嚢を描出しやすくなる。
- 仰臥位では胆嚢が浅部に位置するため，腹壁からの多重反射を受けやすい。この場合も左側臥位をとらせ超音波ビームを斜めから入射する。これにより胆嚢底部の多重反射を抑えることができる。
- 体位変換により胃内のガスも移動するため，この影響を避けるためには体位の微調整が必要となる。

体位変換による胆嚢病変の診断
- 体位変換により胆嚢そのものはもとより，胆嚢内の病変の移動性を確認することができる。例えば，病変移動の有無により，胆嚢結石と胆嚢ポリープ，胆泥塊と胆嚢癌などが鑑別できる。

到達目標 胆嚢・胆管超音波検査の盲点を説明できる □□□

4-6 胆嚢超音波検査の盲点

〔胆嚢超音波検査の盲点〕

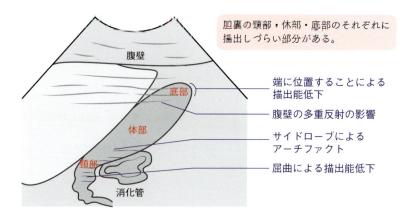

胆嚢の頸部・体部・底部のそれぞれに描出しづらい部分がある。

- 端に位置することによる描出能低下
- 腹壁の多重反射の影響
- サイドローブによるアーチファクト
- 屈曲による描出能低下

頸部でみられる盲点

	対　策
1) 深部に位置するため超音波ビームが減衰しやすい	→フォーカスを頸部に合わせ焦点収束の改善を図る
2) 消化管ガスによるサイドローブのアーチファクトが生じやすい	→圧迫と体位変換の組み合わせにより消化管ガスを移動する
3) 胆嚢頸部が屈曲しているため一断面で描出しにくく観察部分も狭い	→複数の断面を組み合わせる →拡大画像で観察する

体部でみられる盲点

	対　策
1) 消化管ガスによるサイドローブのアーチファクトが生じやすい	→圧迫と体位変換の組み合わせにより消化管ガスを移動する
2) 腹壁の多重反射を受けやすい	→多重反射を発生しにくくするため，胆嚢体部を腹壁の2倍以上の距離に移動させる
3) 肋骨の影響を受けやすい	→プローブの接触面を肋間に密着させる

底部でみられる盲点

	対　策
1) 浅部に位置するため，特に腹壁の多重反射を受けやすい	→超音波ビームの入射角度を腹壁に対して垂直ではなく少し斜め方向とする
2) 屈曲している底部を見逃しやすい	→肝を音響窓とする →高周波プローブを使用し拡大画像で観察する
3) 消化管が隣接するためガス像の影響を受けやすい	→圧迫と体位変換の組み合わせにより消化管ガスを排除する

到達目標 胆嚢・胆管超音波検査の盲点を説明できる □□□

4-7 胆管超音波検査の盲点

〔胆管超音波検査の盲点〕

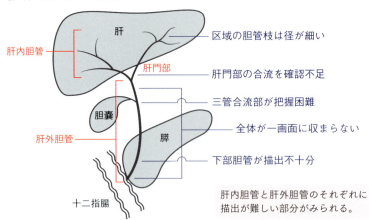

肝内胆管と肝外胆管のそれぞれに描出が難しい部分がみられる。

肝内胆管でみられる盲点

	対　策
1）区域胆管枝の径が細く描出しにくい	→併走する門脈枝を描出することで胆管枝を同定する →拡大した画像で観察する
2）胆管と門脈との区別が難しい	→胆管を描出するにはその連続性から探る必要がある。門脈と胆管の画面上の上下の位置関係も参考とする（注：区域枝によっては上下の位置が逆転あり） →拡大した画像で観察する

肝門部でみられる盲点

	対　策
1）左・右肝管の合流を確認していないことによる肝門部病変の見逃し	→左・右肝管の合流の確認には右肋弓下からの走査が適している。
2）肝門部には多くの脈管が描出されるため識別しづらい	→胆管，門脈，肝動脈それぞれの連続性と解剖学的位置関係から同定する

肝外胆管でみられる盲点

	対　策
1）そもそも描出しづらい	→まずは径の太い門脈を右肋間から右季肋部にかけて描出しこれを指標とする。次に腹側に存在する細い上部胆管を描出する
2）一画面に全体像が収まらない	→一画面に収めることが望ましいが，複数画面での記録となっても支障はない
3）下部胆管が描出できない	→心窩部横走査からの膵頭部の描出は容易なので，この位置で膵内胆管の描出から展開する。

🔍 Phrygian-cap 胆嚢

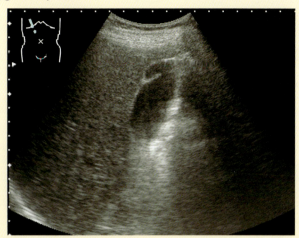

- 胆嚢の形状変化として底部屈曲がある。Phrygian-cap 胆嚢として知られる。
- 古代ローマに起源をもつフリージア帽に似ていることからこの名が付けられた。

🔍 多隔壁の胆嚢

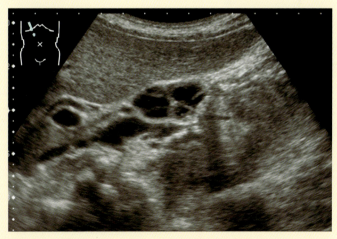

- 先天的に多くの隔壁をもつ胆嚢であり稀にみられる。
- 無症状で機能的にも問題ないことが多い。
- 超音波像では多房性嚢胞様に描出され，隔壁内部は無エコーであり，壁肥厚も認めない。

到達目標｜胆嚢の基本走査を行うことができる □□□

5 胆嚢の基本走査

5-1 右肋骨弓下走査

〔プローブと胆嚢の位置関係〕

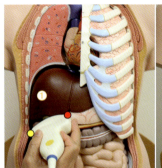
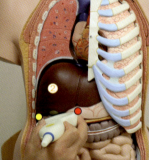
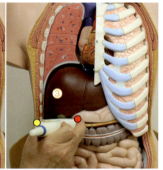

〔プローブと体表の位置関係〕

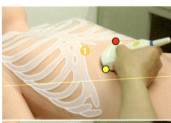
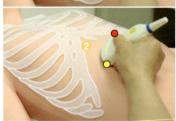
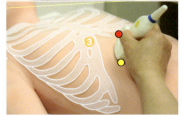

観察範囲
- 胆嚢全体（頸部・体部・底部）

走査の手順

ステップ1（図①・❶）
- 尾側に傾けたプローブを右肋骨弓下に押し当て，そのままグリップを少し持ち上げる。
  → 下大静脈と肝右葉，および中・右肝静脈の長軸面が描出される（**A図**）。

ステップ2（図②・❷）
- さらにグリップ部を持ち上げる。
  → 門脈左枝の臍部から水平部が描出される（**B図**）。門脈臍部は形状が屈曲したカギ状を呈するので同定が容易である。

ステップ3（図③・❸）
- 門脈臍部から水平部，そして肝右葉側へとプローブを移動する。
  → 胆嚢窩に肝と結合組織で付着している胆嚢頸部が描出される（**C図**）。
- 胆嚢頸部から体部そして底部へと胆嚢の輪郭に沿って走査する。
  → 胆嚢の全体像が描出される（**D図**）。

028

〔右肋骨弓下走査により描出される胆嚢像〕

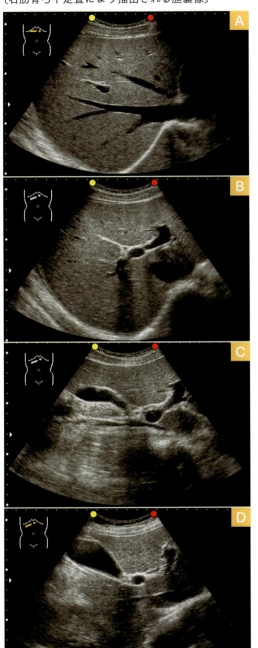

走査の特徴
- 胆嚢の長軸面が描出できるため，胆嚢全体の大きさ・形状の評価に適している。
- 胆嚢全体の大きさ・形状に影響を及ぼす病変の把握ができる（例：急性胆嚢炎，慢性胆嚢炎，胆嚢癌，胆嚢腺筋腫症など）。

🔍 右肋骨弓下走査のポイント
1. 門脈左枝や胆嚢窩を描出することで，胆嚢の同定が容易となる。
2. 肋骨の影響を受けずに，胆嚢全体を観察することができる。
3. 消化管ガスが多く観察しづらい場合は左側臥位をとらせ，肝を音響窓とすることで胆嚢が描出しやすくなる。
4. 被検者が痩せ型の場合，プローブを強く押し付けると胆嚢が変形してしまうため，適度な圧迫が必要である。

到達目標 胆嚢の基本走査を行うことができる □□□

5-2 右肋間走査

〔プローブと胆嚢の位置関係〕

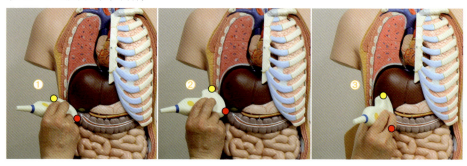

〔プローブと体表の位置関係〕

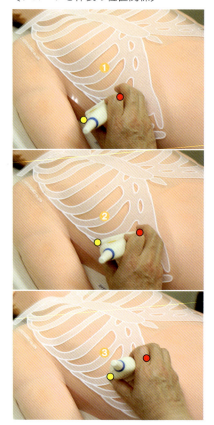

観察範囲
- 胆嚢全体（頸部・体部・底部）

走査の手順

ステップ1（図①・❶）
- プローブを右肋間（右前〜側胸壁第6〜8肋間）に当てる。
  ➡ 肝右葉を描出する（A図）。
- 次にプローブのグリップを左右にわずかに傾ける。
  ➡ 門脈右枝を長軸面で描出する（B図）。

ステップ2（図②・❷）
- プローブの傾きはそのまま維持し，門脈右枝の長軸面を保ちながら，肝門部へと追求していく。
  ➡ 右門脈枝と「V字」を描くように，右側の方向に肝と結合組織で付着している胆嚢頸部が描出される（C図）。

ステップ3（図③・❸）
- 頸部が描出されたら，
  ➡ 胆嚢の輪郭に沿って体部そして底部への描出に進む（D図）。

〔右肋間走査により描出される胆嚢像〕

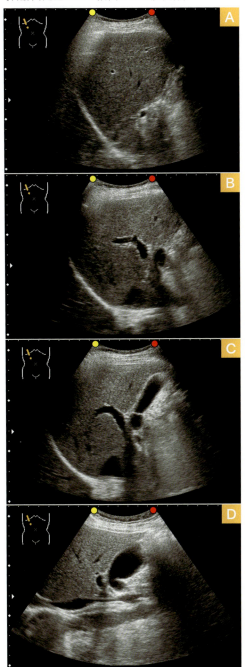

走査の特徴
- 胆嚢の大きさ・形状および壁の評価に適している。
- 肝萎縮時や肥満型でも確実に胆嚢を描出できる。
- 消化管ガスの影響が少ない。

右肋間走査のポイント
1. 描出しやすい門脈右枝を利用し，肝に固定される胆嚢頸部を解剖学的な位置関係から「V字」で描出していく。
2. 肝と胆嚢の呼吸性移動を考慮し，呼吸の調整を行う。
3. 肝と付着する頸部側の結合組織が厚く観察され，壁肥厚と誤認しやすい。

到達目標 胆嚢の基本走査を行うことができる □□□

5-3 右季肋部斜〜縦走査

〔プローブと胆嚢の位置関係〕

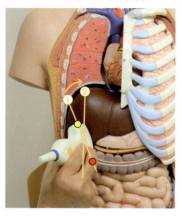

〔プローブと体表の位置関係〕

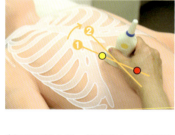

観察範囲
- 胆嚢全体（頸部・体部・底部）の長軸面

走査の手順

ステップ1（図①〜②，❶〜❷）
- プローブを右季肋部の斜〜縦走査をする。
  → 門脈右枝と「V字」をなす方向に胆嚢頸部・体部が描出される。

ステップ2
- プローブを右季肋部の斜〜縦走査で微調整する。
  → 胆嚢全体（頸部・体部・底部）が描出される（下図）。

走査の特徴
- 胆嚢全体が容易に描出でき，スクリーニングに適している。

〔右季肋部の斜〜縦走査により描出される胆嚢像〕

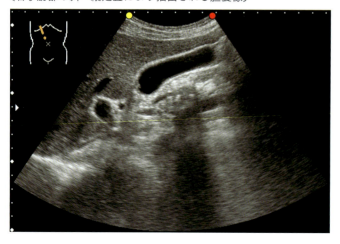

右季肋部の斜〜縦走査のポイント
1. 肝硬変の肝萎縮時や肥満型では，消化管ガスの影響を受けやすい。
2. 胆嚢底部は体表近くに位置するため，腹壁からの多重反射を受けやすい。
3. 胆嚢頸部はサイドローブによる消化管ガスのアーチファクトが生じやすい。

到達目標 胆嚢の基本走査を行うことができる □□□

5-4 右季肋部横走査

〔プローブと胆嚢の位置関係〕

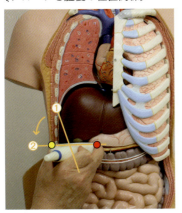

〔プローブと体表の位置関係〕

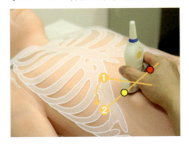

観察範囲
- 胆嚢全体（頸部・体部・底部）の短軸面

走査の手順
ステップ1（図①・❶）
- プローブを右肋間から右季肋部へ斜走査する。
  → 胆嚢長軸を描出する。

ステップ2（図②・❷）
- ステップ1で胆嚢の位置と走行を把握したまま，プローブを反時計方向に90度回転させる。
  → 胆嚢短軸面が描出される（下図）。
- プローブ走査を微調整する。
  → 胆嚢壁の輪郭を指標とし，胆嚢全体の短軸面を順番に描出する。

走査の特徴
- 胆嚢を短軸面で観察することにより，胆嚢内腔の病変を描出できる。
- 胆嚢壁外への病変の広がり（炎症の波及，腫瘍の浸潤など）を評価するのに適している。

〔右季肋部横走査により描出される胆嚢像〕

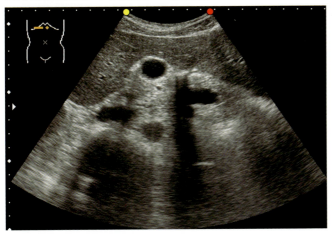

右季肋部横走査のポイント
1. 胆嚢短軸が円形に観察される。
2. 胆嚢と周囲との関係が胆嚢壁を主体として観察できる。
3. 長軸像に加えて，短軸像を観察することにより，病変の同定が確実なものとなる。

到達目標 胆嚢の基本走査を行うことができる □□□

5-5 胆嚢の基本走査と体位

基本走査の流れ

- 胆嚢走査は，右肋骨弓下走査→右肋間走査→右季肋部斜〜縦走査→右季肋部横走査の順に進める。それぞれの手順と描出像についてはp28〜33参照。

〔胆嚢の基本走査〕

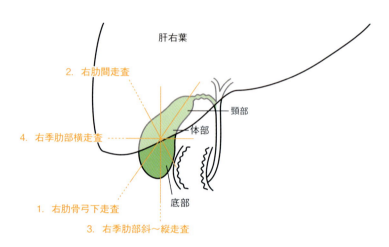

基本走査と体位の組み合わせ

- まずは仰臥位からスタートし，左側臥位をとらせ描出能を向上させる。
- 基本走査は右肋骨弓下走査と右肋間走査である。胆嚢の位置と観察条件により右季肋部斜〜縦走査や右季肋部横走査も追加する。
- さらに病変の移動性などを確認するために，半坐位や立位を追加することもある。
- 胆嚢癌と胆泥の鑑別において，病変の移動性を確認するために肘膝位を取り入れることがある。

〔胆嚢の基本走査と体位の組み合わせ〕

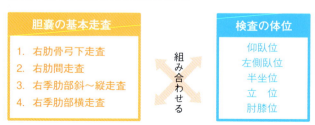

※体位については「4-5. 胆嚢・胆管検査時の体位」（p24）参照

🔍 屈曲が強い胆囊の計測と報告

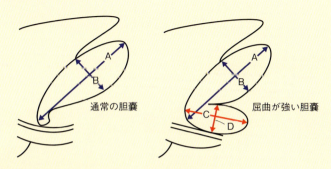

〔屈曲が強い場合に依頼医が理解しやすい記載例〕

屈曲が強いので，計測値は
長軸径Amm× 短軸径Bmm ＋ 長軸径Cmm× 短軸径Dmm であった。

- 胆囊が通常の形状であれば，長軸と短軸を計測し単に「長軸径Amm× 短軸径Bmm」と記載すればよい。しかし，胆囊の屈曲が強い場合，この報告では依頼医（臨床側）に詳しい形状が伝わりにくい。このようなときは上図のように，胆囊を屈曲部で2つに分けて記載するとよい。加えて超音波像を添付すればさらに理解しやすい報告書となる。

🔍 胆囊頸部の結石が，胆囊の最大断面像に描出されるとはかぎらない

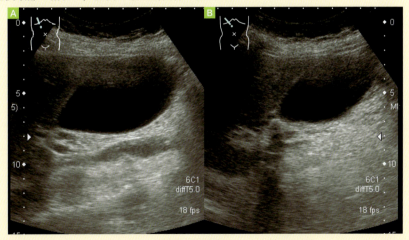

- A図では長径105mm× 短径44mmと腫大した胆囊の最大断面像が描出されている。胆囊全体を観察するのに適している超音波像であるが異常（結石）を捉えていない。
- B図は走査の角度を変えて頸部に嵌頓している結石を描出した超音波像である。このように，胆囊の最大断面像だけにこだわらず，胆囊頸部にスポットをあて，病変検索を進めることで異常が捉えられるということも覚えておこう。

> 到達目標 胆管の基本走査を行うことができる □□□

6 胆管の基本走査

6-1 右肋骨弓下～心窩部横走査

〔プローブと胆管の位置関係〕

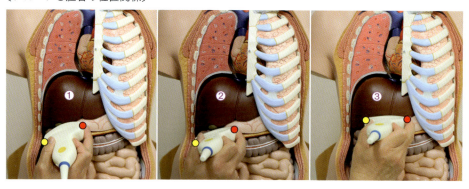

〔プローブと体表の位置関係〕

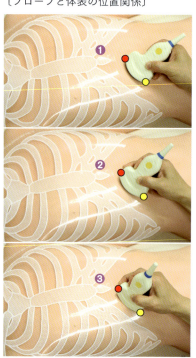

観察範囲
● 肝左葉の胆管枝（左肝管～外側区域）

走査の手順

ステップ1（図①・❶）
● プローブを右肋骨弓下に当て，そのままプローブを少し持ち上げる。
→ 肝右葉，および中・右肝静脈の長軸面が描出される（A図）。

ステップ2（図②・❷）
● さらにグリップ部を持ち上げる。
→ 門脈左枝の臍部から水平部が描出される（B図）。
→ 門脈左枝水平部の腹側を注意深くみると，門脈と並走する細い胆管が描出される。この胆管は左肝管から臍部方向に描出される肝左葉の胆管枝である（C図）。

ステップ3（図③・❸）
● 次に胆管の連続性をたどりながら心窩部横走査へと移動する。
→ 外側区域の胆管枝が描出される（D図）。

〔右肋骨弓下～心窩部横走査により描出される胆管像〕

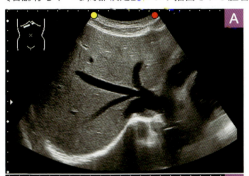

走査の特徴
- 肝左葉の胆管枝を描出するのに適している。
- 肺や肋骨によるアーチファクトの影響を受けない。

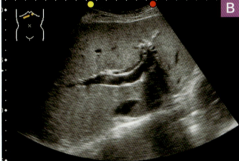

右肋骨弓下～心窩部横走査のポイント
1. コツは，細い胆管の連続性を保ちながら描出することである。
2. 肝左葉の胆管と門脈の解剖学的位置関係を念頭におく（2-3. 肝門部胆管の走行と区分，p10参照）。
- 外側上区域の胆管枝：門脈の腹側を並走して描出される。
- 外側下区域の胆管枝：門脈の背側を並走して描出される。
- 内側区域の胆管枝：約半数が門脈の背側を並走して描出される。

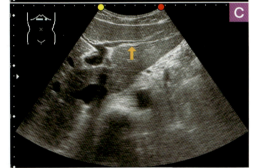

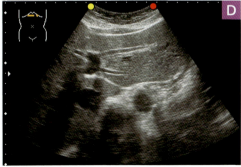

到達目標 胆管の基本走査を行うことができる □□□

6-2 右肋間走査

〔プローブと胆管の位置関係〕

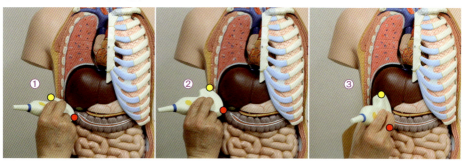

〔プローブと体表の位置関係〕

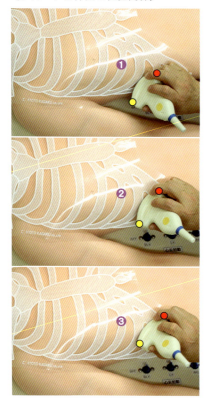

観察範囲
- 肝右葉の胆管枝（右肝管〜前区域，後区域）

走査の手順

ステップ1（図①・❶）
- プローブを右肋間に垂直に当てる。
  → 肝右葉の前区域が描出される（**A**図）。

ステップ2（図②・❷）
- 次にプローブのグリップを左右にわずかに傾ける。
  → 門脈本幹から肝内に走行する門脈右枝の長軸面が描出される（**B**図）。

ステップ3（図③・❸）
- モニタで門脈右枝の連続性を確認しながら，プローブを肝門部へと移動する。
  → 門脈の腹側に並走する細い胆管が描出される（**C**図）。
  → この胆管は右肝管から肝外の方向へとのびる胆管枝である（**D**図）。

〔右肋間走査により描出される胆管像〕

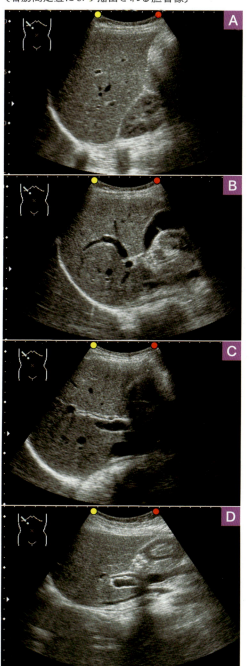

走査の特徴

- 肝右葉の胆管を描出するのに適している。
- 胆管，肝実質，門脈枝を一度に走査でき，病変の関連性が理解しやすい。
- 肺や肋骨によるアーチファクトの影響を受けない。
- 右肝管〜区域胆管枝の描出が容易であり，拡張の有無が判定しやすい。

右肋間走査のポイント

1. 門脈右枝を描出することで胆管の同定が容易となる。
2. 肝右葉の胆管と門脈の解剖学的位置関係を念頭におく（2-3.肝門部胆管の走行と区分，p10参照）。
- 前上区域の胆管枝：門脈の背側を並走して描出される。
- 前下区域の胆管枝：門脈の腹側を並走して描出される。
- 後区域の胆管枝：門脈の腹側を並走して描出される。

到達目標　胆管の基本走査を行うことができる □□□

6-3 右季肋部斜～縦走査

〔プローブと胆管の位置関係〕

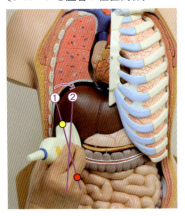

〔プローブと体表の位置関係〕

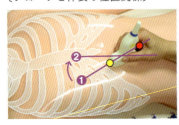

観察範囲
- 遠位胆管（長軸面，短軸面）

走査の手順
ステップ1（図①・❶）
- まずプローブを右肋間上で斜めに当てる。
  ➡ 門脈右枝の長軸面が描出される。
- モニタで門脈右枝をたどりながら，プローブは右季肋部へと移動させる。
  ➡ 門脈の腹側に並行する右肝管が描出される。

ステップ2（図②・❷）
- 次にプローブを右季肋部上で斜めから縦走査に移行する。
  ➡ 右肝管と総肝管に連続して描出される総胆管が観察できる（下図）。

走査の特徴
- 肝内から肝外胆管を，連続的に描出することができる。
- 肝外胆管の病変部を明確に観察できる。

〔右季肋部斜～縦走査により描出される胆管像（長軸面）〕

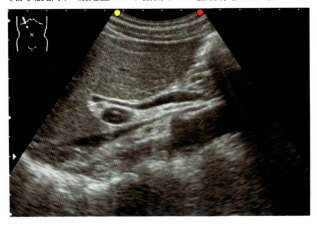

> **右季肋部斜～縦走査のポイント**
>
> 遠位胆管と門脈の位置関係は，肝内胆管よりも複雑である。そのため解剖学的位置関係をしっかりと念頭におく必要がある（2-3.肝門部胆管の走行と区分，p10参照）。
> - 膵頭部上縁付近の遠位胆管：門脈の腹側から徐々に右側に描出される。
> - 膵頭部内～十二指腸側の遠位胆管：門脈の右側に描出され，しだいに門脈から離れていく。

到達目標 胆管の基本走査を行うことができる □□□

6-4 右季肋部斜〜横走査

〔プローブと胆管の位置関係〕

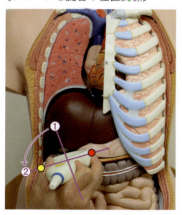

〔プローブと体表の位置関係〕

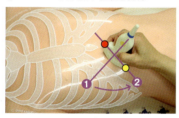

観察範囲
● 肝門部領域の胆管枝（長軸面，短軸面）

走査の手順
ステップ1（図①・❶）
● まずプローブを右肋間上に斜めに当てる。
　➡門脈右枝の長軸面が描出される。
● モニタで門脈右枝をたどりながら，プローブは右季肋部へと移動させる。
　➡門脈の腹側に並走する右肝管が描出される。

ステップ2（図②・❷）
● 次にプローブを右季肋部上で約90度反時計回りに回転させ横走査とする。
　➡右肝管と左肝管が描出され，合流後に総肝管の短軸像が観察される。尾側には総胆管が観察される（**下図**）。

走査の特徴
● 左・右肝管の合流部が観察しやすい。
● 肝外胆管の短軸像を描出することができ，内部病変を明瞭に観察できる。

〔右季肋部斜〜横走査により描出される胆管像（短軸面）〕

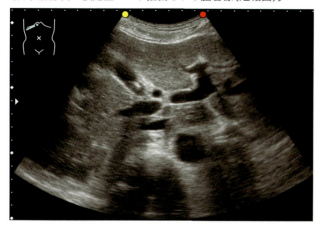

> **右季肋部斜〜横走査のポイント**
> 肝門部領域胆管と門脈との解剖学的位置関係を念頭におく（2-3. 肝門部胆管の走行と区分，p10参照）。
> ● 左肝管：門脈臍部の右縁から合流部まで門脈の腹側を並走して描出される。
> ● 右肝管：門脈前後枝の分岐点の左縁から合流部まで門脈の腹側を並走して描出される。
> ● 左右肝管の合流部：門脈の腹側に合流するのが描出される。
> ● 総肝管：門脈の腹側を並走して描出される。

基礎 ❻ 胆管の基本走査

> 到達目標　胆管の基本走査を行うことができる □□□

6-5 胆管の基本走査と体位

基本走査の流れ
- 肝内胆管の走査は，右肋骨弓下～心窩部横走査→右肋間走査の順に進める。
- 肝外胆管の走査は，右季肋部斜～縦走査→横走査の順に進める。
- それぞれの手順と描出像についてはp36～41を参照。

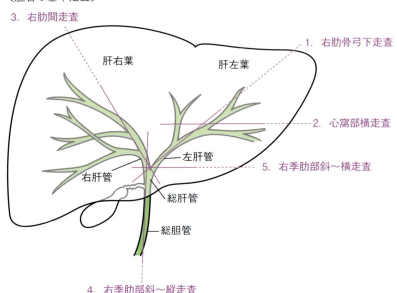

〔胆管の基本走査〕

基本走査と体位の組み合わせ
- 仰臥位からスタートし，左側臥位を加えて描出範囲を広げる。
- 左側臥位では，肝を音響窓とすることで肝門部領域胆管～遠位胆管の描出能が向上する。

〔胆管の基本走査と体位の組み合わせ〕

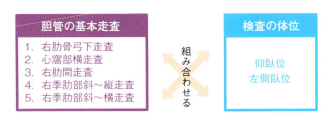

※体位については「4-5．胆嚢・胆管検査時の体位」(p24)参照

🔍 内側区域の胆管走行

〔背側走行〕　　　　　　　　　〔腹側走行〕

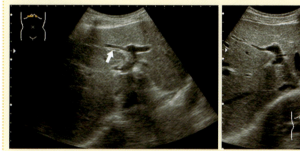
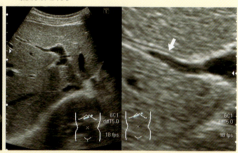

- 胆管と門脈のモニター画面に表示される深さの上下位置にはバリエーションがみられる。
- 内側区域胆管は門脈の下側にみられることが多いが，上側に観察されることもある。

🔍 前上区域の胆管走行

〔背側走行〕　　　　　　　　　〔腹側走行〕

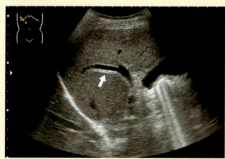
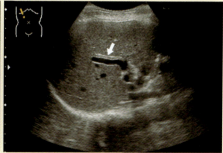

- 前上区域胆管は門脈の下側にみられることが多いが，上側に観察されることもある。
- 胆管と門脈は，胆管走行の連続性をたよりに走査すると容易に識別できる。

到達目標 胆嚢の大きさが計測できる □□□

胆嚢・胆管の計測法とコツ

7-1 胆嚢の大きさ

胆嚢の大きさを計測し，腫大の有無を確認する．腫大の定義はp124参照．

長径と短径の計測（長軸面）

- 胆嚢の大きさの計測は，まず長軸面を描出し，その長径と短径を計ることが基本となる．

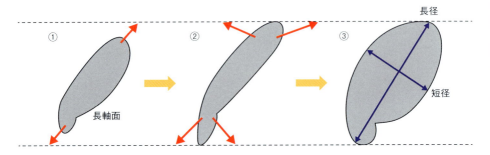

①胆嚢の長軸を最大に描出するため，まず頸部と底部の端をそれぞれ外側へ広げるように走査する

②さらに頸部と底部の四隅に着目し，それぞれ外側へ広げるように描出する

③胆嚢長軸の最大面が描出された．このときの長径と短径を計測する

短径の2方向計測（短軸面）

- 短軸面による短径の計測は，胆嚢内圧を反映した変化が得られ，より詳細な計測法といえる．

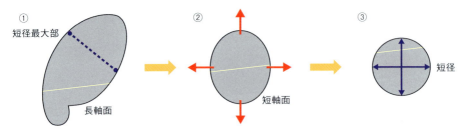

①まず胆嚢長軸の最大面を描出し，最大短径部においてプローブを反時計回りに走査し，短軸面を描出する

②描出された短軸面をさらに四方に広げて描出する

③胆嚢短軸の最大面が描出された．このときの上下および左右の短径を計測する

到達目標 胆嚢の形，外側の輪郭から病変を見つけることができる □□□

7-2 胆嚢の形状

全体の形
- 胆嚢全体の形（緊満あるいは虚脱の有無）を確認する。

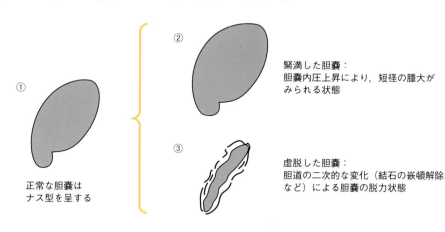

① 正常な胆嚢はナス型を呈する

② 緊満した胆嚢：胆嚢内圧上昇により，短径の腫大がみられる状態

③ 虚脱した胆嚢：胆道の二次的な変化（結石の嵌頓解除など）による胆嚢の脱力状態

外側の輪郭（くびれ，ねじれ）
- 外側の輪郭のくびれやねじれを観察し，外側病変の有無を確認する。
- 胆嚢の外側の輪郭に沿って観察することで，これらの変化を捉える。

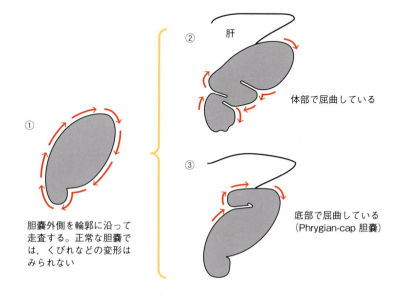

① 胆嚢外側を輪郭に沿って走査する。正常な胆嚢では，くびれなどの変形はみられない

② 体部で屈曲している

③ 底部で屈曲している（Phrygian-cap 胆嚢）

基礎 ⑦ 胆嚢・胆管の計測法とコツ

045

到達目標 胆嚢の形，外側の輪郭から病変を見つけることができる □□□

外側の輪郭（不整）

- 外側の輪郭の不整（突出など）を観察し，外側病変の有無を確認する。
- 胆嚢の外側の輪郭に沿って観察することで，これらの変化を捉える。

〈長軸面〉

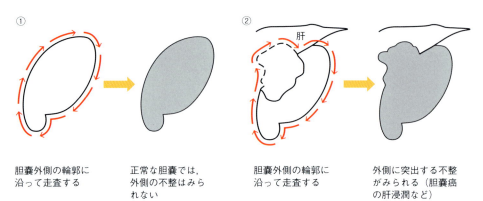

① 胆嚢外側の輪郭に沿って走査する → 正常な胆嚢では，外側の不整はみられない

② 胆嚢外側の輪郭に沿って走査する → 外側に突出する不整がみられる（胆嚢癌の肝浸潤など）

〈短軸面〉

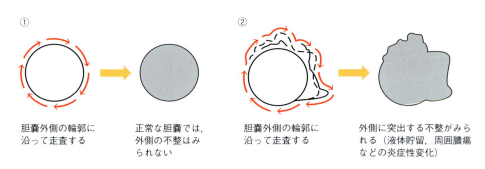

① 胆嚢外側の輪郭に沿って走査する → 正常な胆嚢では，外側の不整はみられない

② 胆嚢外側の輪郭に沿って走査する → 外側に突出する不整がみられる（液体貯留，周囲膿瘍などの炎症性変化）

到達目標 胆嚢の形，内側の輪郭から病変を見つけることができる □□□

内側の輪郭

- 内側の輪郭の変化（内腔の偏り，壁の陥凹など）を観察し，内側病変の有無を確認する。
- 胆嚢壁の内側の輪郭に沿って観察することで，これらの変化を捉え，小さな隆起性病変や小結石の見逃しを防ぐ。

基礎 ⑦ 胆嚢・胆管の計測法とコツ

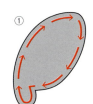

① 胆嚢内腔の輪郭に沿って走査する。正常な胆嚢では，内腔の偏りや壁の陥凹はみられない

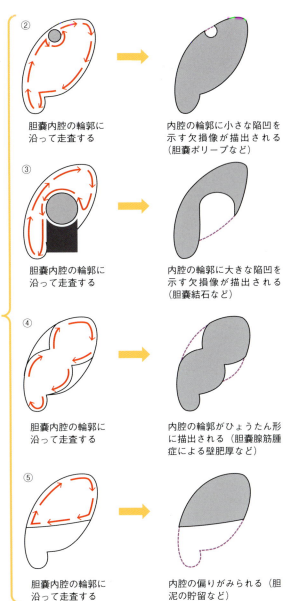

② 胆嚢内腔の輪郭に沿って走査する → 内腔の輪郭に小さな陥凹を示す欠損像が描出される（胆嚢ポリープなど）

③ 胆嚢内腔の輪郭に沿って走査する → 内腔の輪郭に大きな陥凹を示す欠損像が描出される（胆嚢結石など）

④ 胆嚢内腔の輪郭に沿って走査する → 内腔の輪郭がひょうたん形に描出される（胆嚢腺筋腫症による壁肥厚など）

⑤ 胆嚢内腔の輪郭に沿って走査する → 内腔の偏りがみられる（胆泥の貯留など）

047

到達目標 胆嚢壁の変化から病変を見つけることができる □□□

7-3 胆嚢の壁

肥厚
- 胆嚢壁の厚みを観察する。また，その肥厚がびまん性であるか，限局性であるかを確認する。

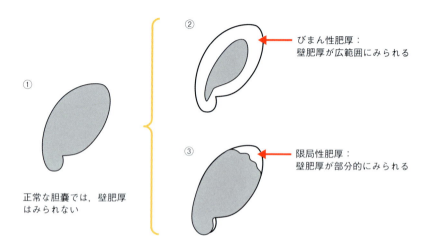

① 正常な胆嚢では，壁肥厚はみられない

② びまん性肥厚：壁肥厚が広範囲にみられる

③ 限局性肥厚：壁肥厚が部分的にみられる

層構造
- 胆嚢壁の構造を観察し，層がみられるか，みられないかを確認する。

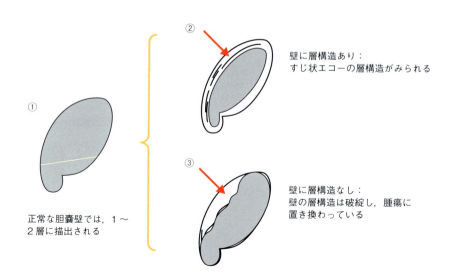

① 正常な胆嚢壁では，1〜2層に描出される

② 壁に層構造あり：すじ状エコーの層構造がみられる

③ 壁に層構造なし：壁の層構造は破綻し，腫瘍に置き換わっている

到達目標 胆嚢壁の変化から病変を見つけることができる □□□

高エコー

● 胆嚢壁のエコーレベルを観察する。特に高エコーがみられる場合は，それがびまん性であるか，限局性であるかを確認する。

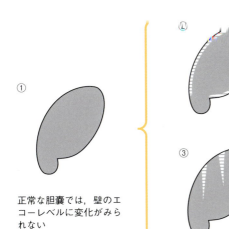

びまん性の高エコー：
壁の高エコーが広範囲にみられる（陶器様胆嚢，気腫性胆嚢炎によるガス像の存在など）

限局性の高エコー：
壁の高エコーが限局してみられる（壁在結石，コメットエコーなど）

正常な胆嚢では，壁のエコーレベルに変化がみられない

隆起

● 胆嚢壁から内腔への隆起を観察する。また，その隆起が亜有茎性であるか，広基性であるかを確認する。

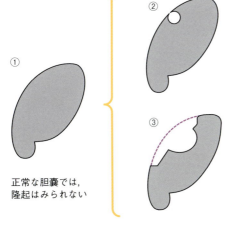

亜有茎性の病変を示すわずかな付着面，隆起像のゆれ，小さな高エコー・低エコーの混在などが描出される（コレステロールポリープなど）

広基性の病変を示す幅広い付着面，主病変に連続する丈の低い隆起像，血流などが描出される（胆嚢癌など）

正常な胆嚢では，隆起はみられない

到達目標 胆嚢内部病変の移動性を確認し鑑別に役立てることができる □□□

7-4 胆嚢の内部

移動性の有無
- 胆嚢内部に病変がみられる場合，その移動性の有無を観察し，病変の鑑別に役立てる。
- 移動性を確認する際は，必要に応じて体位変換を行う。

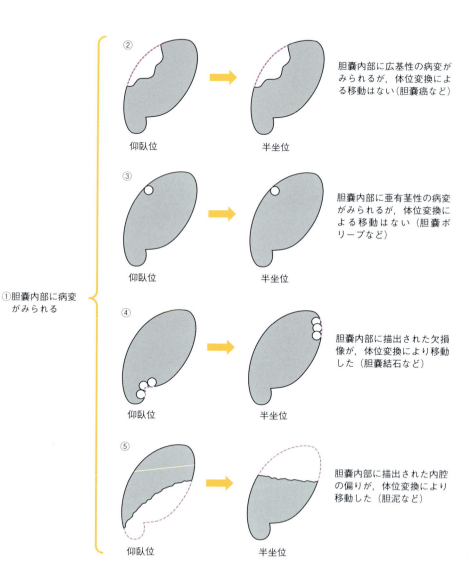

到達目標 胆管径の計測，壁肥厚の有無，内部病変の観察ができる □□□

7-5 胆管の径・壁・内部

胆管の径
- 胆管径を計測し，拡張の有無，形状（円筒状，嚢腫状，紡錘状）を確認する。

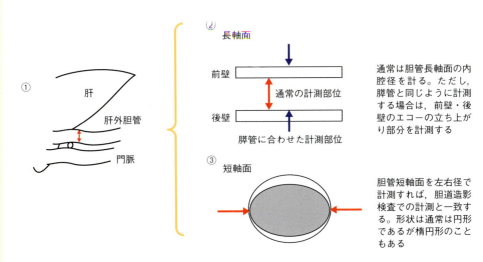

胆管の壁
- 胆管壁を観察し，肥厚の有無，形状（円筒状，狭窄）を確認する。

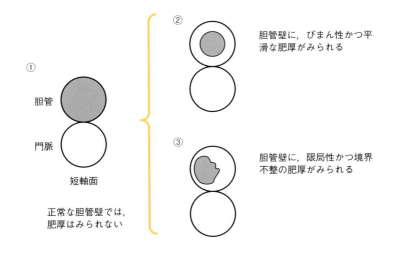

到達目標 胆管径の計測，壁肥厚の有無，内部病変の観察ができる □□□

胆管の内部

- 胆管内部を観察し，内部のエコーレベル，形状，陥凹や途絶像の有無，移動性の有無を確認する。

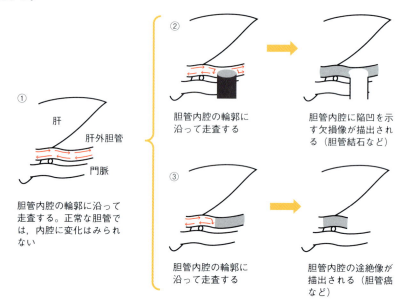

Seven-eleven rule

- Seven-eleven rule とは，肝外胆管径の計測値を，拡張の程度の目安にするというものである。
- ただし，最近の超音波検査では，肝外胆管の病態を胆管径の計測値のみで評価することはない。閉塞性黄疸は得られる検査情報により治療方針が決定できるため，胆管径の計測の他，閉塞部位，閉塞の原因疾患をそれぞれ必ず評価しなければならない。

	肝外胆管の径	拡張の程度
Seven-eleven rule	7mm未満	異常なし
	7mm以上	拡張
	7〜11mm	境界域
	11mm以上	肝外胆管の閉塞を強く疑う

胆管径が閉塞性黄疸の判断材料とならない例

- 稀に，閉塞黄疸のなかでも肝内胆管の拡張に乏しい症例(肝硬変など)や，逆に黄疸症状がみられなくても肝外胆管径の拡大を認める症例(高齢者，脊柱弯曲，胆嚢・胃切除後など)に遭遇する。
- これらの症例では，胆管径と黄疸を単純に関連付けることはできない。それぞれの既往歴，胆嚢の状態，血液検査の成績などを加味したうえで，総合的に評価する必要がある。

肝外胆管と門脈の走行

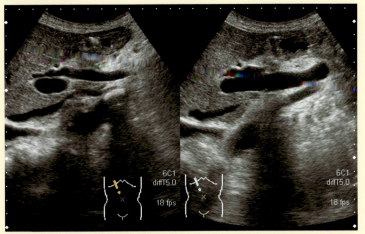

- 肝外胆管は肝側と膵側で門脈との位置関係が異なり，肝側の肝外胆管（総肝管）は，門脈の腹側で併走するため，この門脈の描出が総肝管の描出の手がかりとなる（**左図**）。
- 一方，膵側の肝外胆管（総胆管）は，門脈から離れて十二指腸乳頭部に向かって走行するため，門脈本幹と同時に観察することができない（**右図**）。

ミッキーマウスサイン

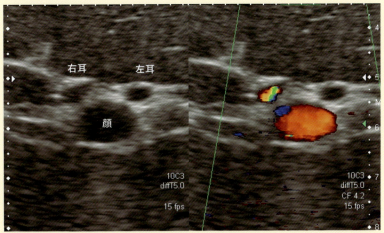

- 肝門部における固有肝動脈，門脈，および胆管の位置関係がネズミの顔と耳のように現れることからミッキーマウスサインとよばれる。
- 肝門部横断走査により，この超音波像では，顔＝門脈，右耳＝固有肝動脈（門脈腹側で右寄り），左耳＝胆管（門脈腹側で左寄り）が描出される。

超音波の学校 vol.1 胆嚢・胆管

症例編

胆嚢

胆嚢病変の超音波診断ツリー

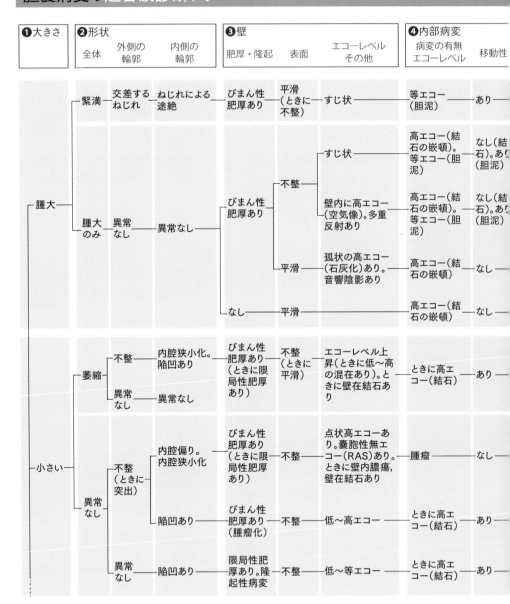

胆嚢　超音波診断ツリー

変形	音響陰影・その他	❺周囲 病変の形態	エコーレベル	その他	❻血流・その他 有無	その他の臨床症状	疾患名
あり	なし	異常なし			乏しい	右季肋部痛	胆嚢捻転症（急性胆嚢炎の原因）
なし（結石）。あり（胆泥）	あり（結石）なし（胆泥）	嚢胞性	低エコー	液体貯留～膿瘍形成。脂肪織は高エコー化		右季肋部痛, 発熱, Sonographic Murphy sign	急性胆嚢炎
なし（結石）。あり（胆泥）	あり（結石）なし（胆泥）	嚢胞性	低エコー	液体貯留～膿瘍形成。脂肪織は高エコー化		右季肋部痛, 発熱, Sonographic Murphy sign	気腫性胆嚢炎
なし	あり	異常なし					陶器様胆嚢
なし	あり	異常なし				胆嚢結石の既往あり	胆嚢水腫（慢性胆嚢炎）
なし	あり	異常なし					慢性胆嚢炎
なし	なし	充実性	低～等エコー	腫瘤の浸潤性波及。輪郭が不明瞭	血流亢進。拍動性血流あり	右季肋部の鈍痛	黄色肉芽腫性胆嚢炎
なし	あり	充実性	低～等エコー	腫瘤の浸潤性波及。輪郭が不明瞭	血流亢進。拍動性血流あり	腫瘤触知, ときに黄疸	胆嚢癌（進行的）
なし	あり	異常なし					胆嚢癌（早期的）

胆嚢病変の超音波診断ツリー

❶大きさ	❷形状			❸壁			❹内部病変	
	全体	外側の輪郭	内側の輪郭	肥厚・隆起	表面	エコーレベル その他	病変の有無 エコーレベル	移動性
異常なし	緊満	異常なし	異常なし	びまん性肥厚あり	平滑	孤状の高エコー(石灰化)あり。音響陰影あり	高エコー(結石の嵌頓)。等エコー(胆泥)	なし
	虚脱	異常なし(ときにくびれ)	異常なし	びまん性肥厚あり	不整	すじ状	高エコー(結石)。等エコー(胆泥)	あり(結石)。あり(胆泥)
	異常なし	突出 ひょうたん形	内腔偏り。内腔狭小化(くびれ,二分化型)	限局性肥厚あり(ときにびまん性肥厚あり)	不整	嚢胞性エコー(RAS)あり。(ときに壁在結石あり。コメット様エコーあり)	なし	
		不整(ときに突出)	内腔偏り。内腔狭小化	びまん性肥厚あり(ときに限局性肥厚あり)	不整	点状高エコーあり。嚢胞性エコー(RAS)あり。小さな高エコー。壁内膿瘍,壁在結石	腫瘤	なし
			陥凹あり	びまん性肥厚あり(腫瘤化)	不整	低〜高エコー	隆起(ときに腫瘤)	なし
		異常なし	陥凹あり	亜有茎性隆起あり	平滑(ときに不整)	円形ときに桑実状(金平糖状)。単発ときに多発	高エコー(ときに低〜高エコー混在)	なし
				広基性隆起あり	不整	低〜等エコー	腫瘤	なし
				限局性肥厚あり	不整	低〜等エコー	腫瘤	なし
				異常なし			高エコー(結石)	あり
			内腔偏り	異常なし			等エコー	あり
			異常なし	ときに限局性肥厚あり		尾引きの多重反射あり。嚢胞性エコー(RAS),小さな高エコー(壁在結石)	なし	

胆嚢　超音波診断ツリー

変形	音響陰影 その他	❺周囲 病変の形態	エコーレベル	その他	❻血流・その他 有無	その他の臨床症状	疾患名
なし	あり(結石) なし(胆泥)	異常なし					陶器様胆嚢
なし(結石)。あり(胆泥)	あり(結石) なし(胆泥)	嚢胞性	低エコー	液体貯留～膿瘍形成。脂肪織は高エコー化		右季肋部痛, 発熱, Sonographic Murphy sign	急性胆嚢炎(胆嚢穿孔, 結石の嵌頓解除)
		なし				ときに右季肋部痛あり	胆嚢腺筋腫症
なし	なし	充実性	低～等エコー	腫瘤の浸潤性波及。輪郭が不明瞭	血流亢進。拍動性血流あり	右季肋部の鈍痛	黄色肉芽腫性胆嚢炎
なし	なし	充実性	低～等エコー	腫瘤の浸潤性波及。輪郭が不明瞭	血流亢進。拍動性血流あり	腫瘤触知, ときに黄疸	胆嚢癌
なし	なし	異常なし					胆嚢コレステロールポリープ
なし	なし	異常なし			血流亢進。拍動性血流あり		胆嚢癌
なし	なし	ときに充実性	低～等エコー	ときに腫瘤の浸潤	血流亢進。拍動性血流あり		胆嚢癌
なし	あり。病変は単発, 多発とさまざま	異常なし					胆嚢結石
	多重反射がみられ, やがて音響陰影に移行	異常なし					胆嚢結石(純コレステロール結石)
あり	なし	異常なし				長期絶食や急性胆嚢炎の既往あり	胆泥
		異常なし		カラードプラでモザイクノイズ			コメット様エコー

到達目標 急性胆嚢炎の病因・病態・症候および超音波像を説明できる □□□

急性胆嚢炎

胆嚢の超音波像
1. 大きさ　　腫大（長径80mm以上，短径35mm以上），ときに異常なし
2. 形状　　　緊満，ときに虚脱（胆嚢穿孔，結石の嵌頓解除）
3. 壁　　　　びまん性の肥厚（漿膜下の浮腫3mm以上）。すじ状（striations）
4. 内部病変　高エコーが頸部に嵌頓。移動性なし。音響陰影あり。胆泥（debris echo）
5. 周囲　　　嚢胞性で低エコー（液体貯留〜膿瘍形成），充実性で高エコー（脂肪織）
6. 血流　　　胆嚢動脈の血流亢進

（図中ラベル：肝表面，肝右葉，結石，胆嚢壁肥厚，striations，胆泥）

病態生理
- 原因の多くは結石の胆嚢頸部への嵌頓である。
- 結石が頸部または胆嚢管に嵌頓すると血行障害が生じる。その後，壁に浮腫がみられ，胆汁のうっ滞，細菌の感染によって炎症が起こる。さらに，胆嚢内に膿汁，フィブリン，壊死物質などが溜まり，腫大を引き起こす。
- 稀に，無石胆嚢炎がみられるが，その原因として長期絶食後の濃縮胆汁による胆嚢管の閉塞，糖尿病，動脈硬化症，肝動脈塞栓術後における胆嚢壁の虚血などがある。

臨床所見
- 胆嚢炎の初期に，持続性の心窩部鈍痛，発熱と吐き気および嘔吐などがみられ，ときに右肩への放散痛を伴うこともある。
- 病態が進行すると右季肋部の強い痛み，筋性防御，Murphy徴候がみられる。
- 血液検査にて，白血球数と炎症反応（CRP値）の上昇を認める。

炎症の程度による3分類

浮腫性胆嚢炎	炎症が弱い
化膿性胆嚢炎	⇕
壊疽性胆嚢炎	炎症が強い

重症度による3分類

軽症	急性胆嚢炎
中等度	急性胆嚢炎
重症	急性胆嚢炎

重症とは黄疸や重篤な局所合併症（胆汁性腹膜炎，胆嚢周囲膿瘍，肝膿瘍），胆嚢捻転症，気腫性胆嚢炎，壊疽性胆嚢炎，化膿性胆嚢炎のいずれかを伴い，放置すると致死的な経過をたどるもの。

超音波診断の流れ

1

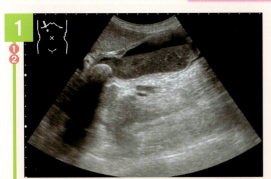

❶ 大きさ　長径108mm，短径48mm
　　　　　 [大きい]・小さい・異常なし
❷ 形状　[緊満]・萎縮・虚脱・くびれ・不整・ねじれ・内腔偏り・内腔狭小化・陥凹・異常なし

☐ 胆嚢は腫大
☐ 検査時にSonographic Murphy signあり
☐ 形状は緊満（胆嚢内圧の上昇を反映）
First choice　急性胆嚢炎，胆嚢水腫，総胆管結石

2

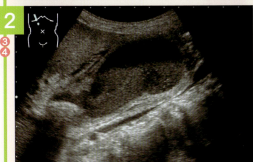

❸ 壁　壁厚4～6mm
　　　 肥厚：[びまん性]・限局性
　　　 表面：平滑・[不整]・[すじ状]
❹ 内部病変　移動性：あり・[なし]
　　　　　　 変　形：あり・[なし]
　　　　　　 エコー：低・等・[高]
　　　　　　 音響陰影：[あり]・なし

☐ 壁肥厚，すじ状構造あり（striations）
☐ 結石が頸部に入り込み移動性なし
☐ 移動性および変形がある胆泥あり
Second choice　急性胆嚢炎

3

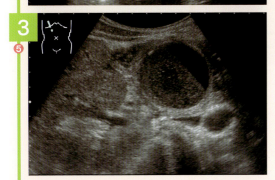

❺ 周囲　[囊胞性]・充実性・異常なし
　　　　 エコー：無・[低]・等・高

☐ 胆嚢周囲に囊胞性で低エコーを示す液体貯留～膿瘍形成あり
Last choice　急性胆嚢炎と胆嚢周囲膿瘍

🔍 **ストライエーション**
Striations
● 急性胆嚢炎の壁肥厚にみられる，すじ状の低エコー帯のこと。

胆嚢　❶急性胆嚢炎

❖ **超音波診断のまとめ**
　胆嚢の腫大，壁肥厚，壁のすじ状低エコー（striations）がみられた症例である。検査時にはSonographic Murphy signを認め，炎症性疾患が疑われた。さらに，結石の頸部への嵌頓が確認され，胆嚢周囲膿瘍の形成がみられたことから急性の胆嚢炎症と診断した。

❖ **診断**　胆嚢の腫大と壁肥厚および胆嚢周囲膿瘍を伴った急性胆嚢炎

症例 ❶

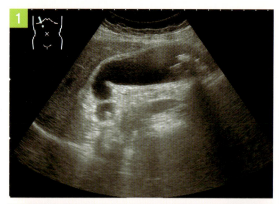

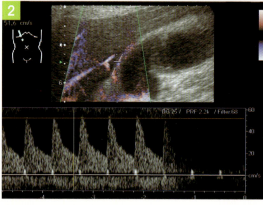

- 40歳代，女性
- 検査目的：夕食後に右季肋部痛が生じ，未明に救急外来を受診する。血液検査にて，白血球13,500/mm³，CRP4.8mg/dLであった。原因検索のため超音波検査を施行。

胆嚢の超音波像

❶大きさ	長径103mm，短径34mm（腫大）
❷形状	異常なし
❸壁	壁厚2mm（正常範囲）
❹内部病変	複数の小さな病変あり
❺周囲	異常なし
❻血流	カラードプラにて血流信号あり。パルスドプラにて拍動性血流を認め，最高流速53cm/sec

❖ 超音波診断のまとめ

　主訴は右季肋部痛であり，血液検査にて白血球増加とCRP上昇がみられた。胆嚢は腫大しているが壁には肥厚を認めなかった。カラードプラにて胆嚢壁から血流信号を検出し，さらにパルスドプラにて拍動性血流が得られ，血流速度も最高流速53cm/secと亢進していることが判明したため，胆嚢の炎症性変化を疑った。

❖ 診断　胆嚢動脈の血流亢進から胆嚢の炎症が示唆された急性胆嚢炎

呼気が止まる「Murphy徴候」・プローブで圧迫「Sonographic Murphy sign」

- Murphy徴候とは，右季肋部に手をおき，親指で肋骨弓下を圧迫した状態で患者に深呼吸させると，痛みのために吸気が途中で止まってしまう症状のこと。1903年にMurphyが胆石症の徴候として記載したことが由来で，急性胆嚢炎の徴候として知られる。
- Sonographic Murphy signとは，プローブで胆嚢部位を圧迫することで生じる圧痛の所見である。超音波像をみながら正確に胆嚢部を圧迫することで痛みの部位を判断できる。

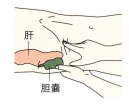

症例 ❷

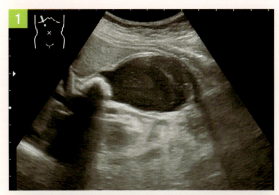

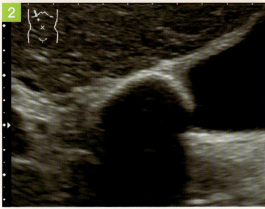

- 50歳代，男性
- 検査目的：以前から胆嚢結石を指摘され経過観察中。今回，朝食後から右季肋部痛が続いていたが，深夜に救急外来を受診した。血液検査にて白血球 15,400/mm^3，CRP7.8mg/dL であった。なお，胆道系酵素には異常を認めない。

胆嚢の超音波像

❶	大きさ	長径90mm，短径42mm（腫大）
❷	形状	緊満
❸	壁	壁厚2～3mm（軽度肥厚）
❹	内部病変	16mmの高エコー病変が頸部に嵌頓し，移動性および変形なし（結石）。移動性および変形のある等エコー病変あり（胆泥）
❺	周囲	異常なし

❖超音波診断のまとめ

　以前から胆嚢結石を指摘されていたが，右季肋部痛が出現し救急外来を受診。血液検査で白血球増加とCRP上昇がみられた。超音波検査で頸部に結石を疑う病変が確認できたが，移動性がなく嵌頓を考えた。さらに，移動性と変形のみられる等エコー病変（胆泥）もみられたため，急性胆嚢炎を疑った。

❖診断　胆嚢結石が頸部に嵌頓し胆嚢腫大と壁肥厚を伴った急性胆嚢炎

胆嚢 ❶ 急性胆嚢炎

症例 ③

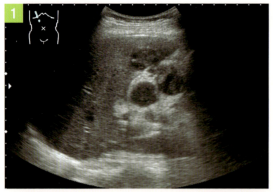

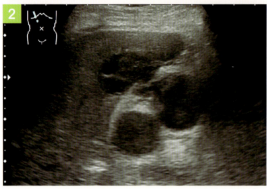

- 40歳代，女性
- 検査目的：数日前から右季肋部痛と発熱が生じており，救急外来を受診した。血液検査にて白血球18,300/mm³，CRP14.8mg/dLであった。診察時にMurphy徴候がみられ，原因検索のため超音波検査を施行。

胆嚢の超音波像

❶	大きさ	長径60mm，短径30mm（正常範囲）
❷	形状	虚脱，体部のくびれ
❸	壁	低エコーを示す体部壁の肥厚あり。表面不整。壁に断裂がみられる
❹	内部病変	移動性および変形のある等エコー病変あり（胆泥）
❺	周囲	肝へと続く嚢胞性の低エコーあり（膿瘍形成）

❖超音波診断のまとめ

　右季肋部痛および白血球増加とCRP上昇を認め，胆嚢壁の肥厚と胆泥より急性胆嚢炎が示唆された。さらに胆嚢が虚脱し，体部では壁が断裂している。また壁から肝へ低エコーの混在がみられたため，膿瘍の波及を疑った。よって，虚脱の原因は急性胆嚢炎の穿破による内圧低下によるものと考えた。

❖診断　急性胆嚢炎における穿破と肝へと波及する胆嚢周囲膿瘍（肝膿瘍）

🔍 穿破・穿孔・穿通の違いは？

穿破（せんぱ）	壁を貫いて近傍まで貫くこと
穿孔（せんこう）	壁を貫いてその外の空間に漏れ出ること
穿通（せんつう）	壁を貫くが壁の外側が空間ではなくて組織がある状態

- 消化器分野では，穿破，穿孔，穿通といった類似した用語が用いられる。違いを頭に入れておこう。

症例 ④

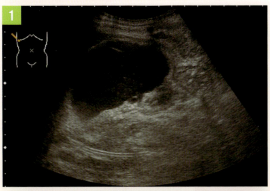

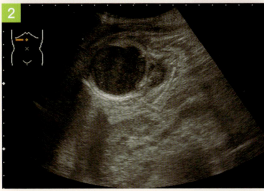

- 70歳代，女性
- 検査目的：右季肋部にときどき鈍痛がみられたが，2日前から痛みが強くなり救急外来を受診した。38.6度の発熱があり，血液検査にて白血球 20,300/mm^3，CRP17.2mg/dLであった。超音波検査では検査時にSonographic Murphy signがみられた。

胆嚢の超音波像

❶大きさ	長径93mm，短径57mm（腫大）
❷形状	緊満
❸壁	肥厚あり。限局性に不整あり
❹内部病変	移動性および変形のある等エコー病変あり（胆泥）
❺周囲	壁の不整な肥厚に伴って周囲へと広がる嚢胞性の低エコー病変あり（膿瘍形成）

✤ 超音波診断のまとめ

血液検査にて高度な炎症反応がみられた。超音波検査時にSonographic Murphy signを認め，急性胆嚢炎が疑われた。胆嚢壁には不整がみられ，周囲に波及する膿瘍形成が観察された。

✤ 診断　胆嚢周囲膿瘍を合併する急性胆嚢炎

🔍 急性胆嚢炎における超音波検査とMRI検査の役割

- 超音波検査は，時間・空間分解能に優れているため，胆嚢周囲膿瘍，胆嚢壁の不整な肥厚，断裂などの詳細な情報が得られる。同時に類似する症状を有する胃・十二指腸潰瘍，急性膵炎との鑑別にも有用である。
- MRI検査は，胆嚢頸部と胆嚢管に存在する結石の描出能において超音波検査よりも良好な成績が得られている。
- このように，超音波検査とMRI検査は目的とする疾患は類似しているが，得るべき情報がわずかに異なるため，それぞれの長所短所を理解したうえで施行することが望ましい。

症例 ❺

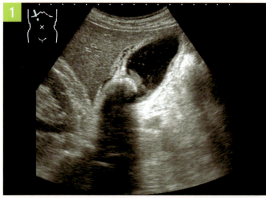

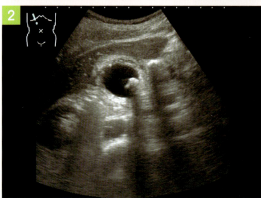

- 50歳代，女性
- 検査目的：2日前に右季肋部痛が生じるも我慢していたが，痛みが強くなり救急外来を受診。血液検査にて白血球15,200/mm³，CRP7.2mg/dLであった。原因検索のため超音波検査を施行。

胆嚢の超音波像

❶大きさ	長径87mm，短径42mm（腫大）
❷形状	異常なし
❸壁	壁厚4〜8mm（肥厚）。すじ状低エコー（striations）あり
❹内部病変	頸部に30mmの高エコーあり（移動性，変形なし），音響陰影あり。移動性のある等エコー病変あり（胆泥）
❺周囲	異常なし

❖ 超音波診断のまとめ

　血液検査にて白血球増加とCRP上昇を認めた。超音波検査では胆嚢の腫大と壁肥厚およびstriationsがみられ，頸部には結石と胆泥を示唆するエコー像が観察された。血液検査および超音波像にて典型的な急性胆嚢炎のエコーパターンを呈した症例である。

❖ 診断　典型的な急性胆嚢炎

🔍 急性胆嚢炎における血液検査の意義

- 急性胆嚢炎の診断に必要な血液検査として，白血球数，CRP，ビリルビン，アミラーゼ，肝・胆道系酵素（AST，ALT，ALP，γ-GTP），BUN，クレアチニンなどがあげられる。
- 急性胆嚢炎は，急性胆管炎と総胆管結石の合併の有無によって，ビリルビン，肝・胆道系酵素の測定値が異なるため，これが鑑別に役立つ。特にアミラーゼ値は，総胆管結石が十二指腸乳頭部へ嵌頓することで上昇がみられるため，膵障害の把握に有用である。

症例 ❻

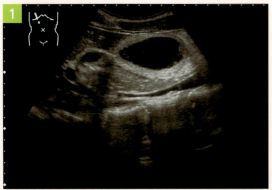

- 10歳代, 男性
- 検査目的：今朝から右季肋部痛が生じ, 内科外来を受診, 痛みの原因検索のため超音波検査を施行.

胆嚢の超音波像

❶大きさ	長径103mm, 短径41mm（腫大）
❷形状	外側の輪郭は頸部で交差するねじれあり（矢印）. 内側の輪郭はねじれによって途絶
❸壁	体部から底部にかけて7mmの平滑な肥厚あり. すじ状低エコー（striations）あり
❹内部病変	移動性および変形のある等エコー病変がわずかにあり（胆泥）
❺周囲	異常なし

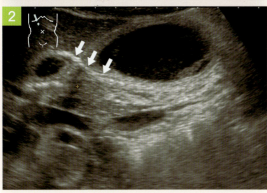

❖ 超音波診断のまとめ

胆嚢の腫大, 壁肥厚, 移動性および変形のある病変（胆泥）が, 急性胆嚢炎のエコー像と一致する. 頸部を詳細に観察するとねじれがみられた（矢印）. 急性胆嚢炎の原因として, この捻転による胆嚢壁の虚血が考えられた.

❖ 診断　胆嚢の捻転によって生じた胆嚢捻転症（急性胆嚢炎）

🔍 胆嚢捻転症の基礎知識

- 胆嚢は頸部にて肝下面と固定されている. この固定が不十分である場合, 胆嚢が遊走状態となり捻転を生じやすい（p19参照）.
- 胆嚢頸部や胆嚢管に捻転が生じると, 血行障害を起こして急性胆嚢炎となり, 急激な壊死性変化が起こる. 胆嚢壁には肥厚がみられるが, 壁内の血流は乏しい状態となる.
- 放置すると致死的な経過をたどる重篤な疾患であり手術適応となる. 超音波検査で発見したら注意を要する.

到達目標 気腫性胆嚢炎の病因・病態・症候および超音波像を説明できる □□□

気腫性胆嚢炎

胆嚢の超音波像

① 大きさ　腫大（長径80mm以上，短径35mm以上）
② 形状　　緊満
③ 壁　　　壁に一致した弧状の高エコー（ガス像）。ガス像の後方に多重反射あり
④ 内部病変　なし。ときに高エコーが頸部に嵌頓。移動性なし。音響陰影あり（結石）
⑤ 周囲　　ときに液体貯留と膿瘍形成。脂肪織のエコーレベル上昇

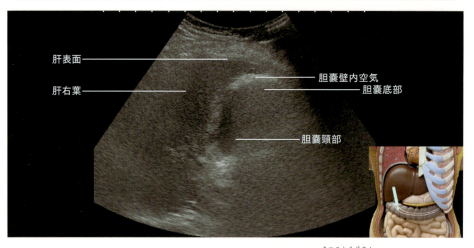

病態生理

- 通常の急性胆嚢炎は結石の嵌頓が一次的な原因であるが，本症においては血管病変による胆嚢壁の虚血性変化も混在し，二次的にガス産生菌が感染して胆嚢壁の壊死とガスを生じる。
- 重篤な急性胆嚢炎であり，本症の患者には糖尿病，動脈硬化，高血圧の既往が高率にみられる。また胃切除患者や肝動脈塞栓術後にもみられやすい。
- 起因菌には，*Clostridium*（クロストリジウム）属が多く，次いで*E.coli*（イーコリ），*Klebsiella*（クレブシエラ）属などが多く検出される。

臨床所見

- 基本的には急性胆嚢炎と同様に，右季肋部痛，発熱と嘔吐，筋性防御，Murphy（マーフィー）徴候がみられる。
- 本症は重篤化しやすく，胆嚢の壊死と穿孔が生じると各症状が強くなる。
- 血液検査にて白血球数と炎症反応（CRP値）の上昇を認める。

胆嚢病変でガス像を検出できるCT検査と超音波検査

- CT検査は，少量のガスでも検出が可能で，気腫性胆嚢炎の早期診断に優れた検査法である。
- 超音波検査でも胆嚢壁のガスの存在を高い検出率で描出できるが，検出能にかぎるとCT検査のほうが優れている。しかし，超音波検査は簡便で状況に合わせて何度でも検査が施行できる利点があり，両検査法の長所短所を組み合わせた展開が望ましい。

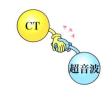

超音波診断の流れ

1

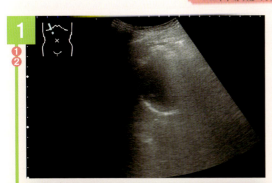

- ❶ 大きさ　長径77mm, 短径48mm
  　　　　　[大きい]・小さい・異常なし
- ❷ 形状　[緊満]・萎縮・虚脱・くびれ・不整・ねじれ・内腔偏り・内腔狭小化・陥凹・異常なし

☐ 胆嚢は腫大
☐ 検査時にSonographic Murphy signあり
☐ 形状は緊満

First choice　急性胆嚢炎, 胆嚢水腫, 総胆管結石, 気腫性胆嚢炎

2

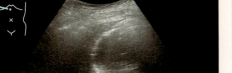

- ❸ 壁　壁厚2〜4mm
  　　肥厚：[びまん性]・限局性
  　　高エコー：[びまん性]・限局性
- ❹ 内部病変　移動性：あり・[なし]
  　　　　　　変　形：あり・[なし]

☐ 壁に軽度の肥厚あり
☐ 壁に高エコーとその後方の多重反射あり

Second choice　気腫性胆嚢炎

- ❺ 周囲　囊胞性・充実性・[異常なし]

☐ 胆嚢周囲に異常なし

Last choice　気腫性胆嚢炎

3

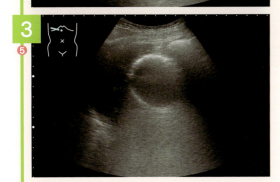

🔍 急性胆嚢炎の急激な症状悪化に注意

- 気腫性胆嚢炎は, 胆嚢の局所的な炎症にとどまらず, 腹腔内膿瘍, 汎発性腹膜炎, 腹壁ガス壊疽, 敗血症などの致死的な合併症を生じやすい。
- 急性胆嚢炎と診断された症例が短時間に増悪したときは, つねに気腫性胆嚢炎も考慮する。

❖ 超音波診断のまとめ

　胆嚢はやや腫大し, 緊満がみられた。検査時にはSonographic Murphy signもみられたため炎症性疾患が疑われた。壁には軽度の肥厚があり, エコーレベルが上昇し, 後方に多重反射が伴ってみられた。これは, 壁内のガス像の存在を示唆する所見であり, 炎症性疾患も加味して考えると気腫性胆嚢炎が疑われた。

❖ 診断　胆嚢壁にガス像を認めた気腫性胆嚢炎

到達目標 胆嚢コレステロールポリープの疫学・超音波像および鑑別疾患を説明できる □□□

3 胆嚢コレステロールポリープ

胆嚢の超音波像
1. 大きさ　　異常なし
2. 形状　　　内側の輪郭に陥凹あり
3. 壁　　　　隆起は亜有茎性で，桑実状〜金平糖状。1〜5mm
4. 内部病変　隆起性病変は高エコーを示し音響陰影と移動性を認めない。多発しやすい
5. 周囲　　　異常なし

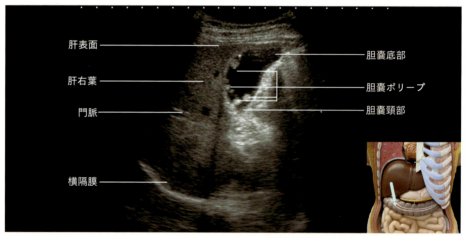

肝表面／肝右葉／門脈／横隔膜／胆嚢底部／胆嚢ポリープ／胆嚢頸部

病態生理
- 胆嚢粘膜にコレステロールエステルを貪食したマクロファージ（泡沫細胞）が集簇したものをコレステローシスとよび，diffuse typeとpolypoid typeに大別される。
- びまん性に微小隆起がみられるものをdiffuse typeとし，肉眼的に"イチゴの実"に類似することからstrawberry gallbladderともよばれる。
- 泡沫細胞が集簇してポリープ状に増殖したものをpolypoid typeとし，コレステロールポリープともよばれる。1層の円柱上皮で被覆され，糸状の細い茎によって粘膜と付着する。

臨床所見
- 特有な臨床症状はなく，血液検査でも異常を認めないが，胆嚢結石の合併があるとそれに伴う症状がみられることがある。
- コレステロールポリープは単発より多発のほうが多くみられる。
- 5mm以下の隆起が圧倒的に多い。経過観察中に隆起が消失あるいは増加することもあるため注意する。
- 胆嚢腺腫は単発性が多く，5mmを超えるものも多い。

超音波検査による隆起性病変の分類
- 広基性は評価しやすく確実に判読できる。
- 有茎性か亜有茎性かで迷うときは，「（亜）有茎性」と称して報告すると，臨床側に伝わりやすい。
- 有茎性病変が傾いて胆嚢壁に接すると，広基性と見誤るおそれがあるので注意する。

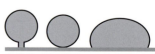

有茎性　亜有茎性　広基性

超音波診断の流れ

1

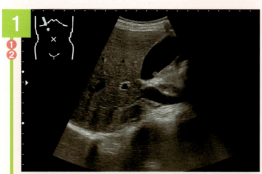

❶ 大きさ　長径60mm, 短径28mm
　　　　　大きい・小さい・[異常なし]
❷ 形状　緊満・萎縮・虚脱・くびれ・不整・ねじれ・内腔偏り・内腔狭小化・[陥凹]・異常なし

☐ 胆嚢の大きさは正常範囲
☐ 外側の輪郭に異常なし。内腔の輪郭に小さな陥凹あり。

First choice　胆嚢コレステロールポリープ, 胆嚢結石, 胆嚢癌

2

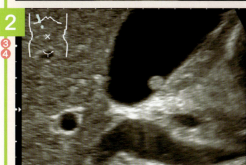

❸ 壁　壁厚1mm, 隆起性病変4mm, 円形
　　　隆起：[亜有茎性]・広基性
❹ 内部病変　移動性：あり・[なし]
　　　　　　変　形：あり・[なし]
　　　　　　エコー：低・等・[高]
　　　　　　音響陰影：あり・[なし]

☐ 円形の隆起性病変あり
☐ 亜有茎性を呈する
☐ 移動性および音響陰影を認めない

Second choice　胆嚢コレステロールポリープ, 胆嚢癌

3

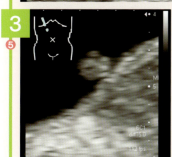

❺ 周囲　囊胞性・充実性・[異常なし]

☐ 胆嚢周囲に異常なし

Last choice　胆嚢コレステロールポリープ

✣ 超音波診断のまとめ

　胆嚢壁に隆起性病変を認める。病変は4mmの円形を呈し, 壁に接するように存在する。移動性はなく, 音響陰影も認めないため, 胆嚢ポリープが考えられた。拡大像による観察では, 病変は桑実状で, 内部に小さな低エコーと高エコーが混在していたためコレステロールポリープが疑われた。

✣ 診断　胆嚢壁から隆起し桑実状を呈する亜有茎性の胆嚢コレステロールポリープ

症例 ①

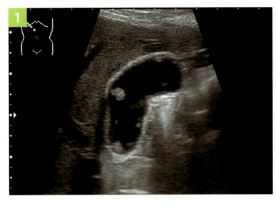

- 40歳代，女性
- 検査目的：人間ドック受診にて胆嚢病変が指摘された。精密検査の目的で胆嚢の超音波検査を施行。

胆嚢の超音波像

❶	大きさ	長径55mm，短径22mm（正常範囲）
❷	形状	外側の輪郭に異常なし。内側の輪郭に小さな陥凹が複数あり
❸	壁	壁厚1mm。複数個の隆起性病変あり（2〜6mm），亜有茎性
❹	内部病変	隆起性病変に移動性および変形なし。音響陰影なし。6mmの病変は桑実状
❺	周囲	異常なし
❻	血流	血流信号なし

✣ 超音波診断のまとめ

胆嚢壁に隆起性病変を複数個認める。6mmの大きな病変は桑実状を呈し亜有茎性である。体位変換を行っても移動性および変形はなく，音響陰影も認めなかった。また，ドプラで血流信号を認めなかった。これらの所見より，多発するコレステロールポリープが疑われた。

✣ 診断　多発する胆嚢コレステロールポリープ

胆嚢ポリープの分類

腫瘍性ポリープ	悪性	胆嚢癌
	良性	胆嚢腺腫（悪性リスクあり）
非腫瘍性ポリープ	良性	コレステロールポリープ 腺腫性ポリープ 過形成ポリープ 炎症性ポリープ

- 胆嚢の内側粘膜が盛り上がった限局性の隆起性病変を胆嚢ポリープとよび，左記の２つに分類される。
- 腫瘍性ポリープには，悪性腫瘍の胆嚢癌と良性腫瘍の胆嚢腺腫（悪性リスクあり）がみられる。一方，非腫瘍性ポリープでは圧倒的にコレステロールポリープが多い。

胆嚢コレステロールポリープと胆嚢結石の鑑別（胆嚢前壁）

- 小さな胆嚢コレステロールポリープと胆嚢結石では，描出されるエコー像が似ている。そこで両者の鑑別には，結石でみられる音響陰影の有無の確認が重要となる。
- 図のように，胆嚢の前壁に小さな高エコーがみられると，その後方の胆嚢内腔が無エコーであるため，音響陰影の有無が確認できない。この場合は，拡大観察による病変と壁の付着面の観察，体位変換による移動性および変形の観察を行い，鑑別に役立てる。

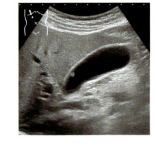

症例 ❷

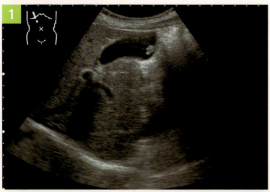

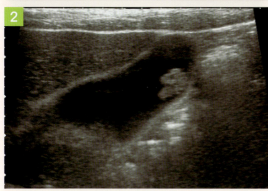

- 50歳代，女性
- 検査目的：健康診断で血尿を指摘され内科を受診。腎臓の病変検索を主目的に腹部超音波検査を施行。

胆囊の超音波像

❶大きさ	長径60mm，短径21mm（正常範囲）
❷形状	外側の輪郭に異常なし。内側の輪郭に小さな陥凹あり
❸壁	壁厚1mm。10mmの隆起性病変が1個あり。亜有茎性
❹内部病変	隆起性病変は表面不整。病変内部は低エコーと高エコーが混在。移動性および変形なし。音響陰影なし
❺周囲	異常なし

胆囊 ❸胆囊コレステロールポリープ

❖超音波診断のまとめ

　胆囊壁に隆起性病変を1個認めた。病変の表面は不整であり，拡大観察では亜有茎性であった。さらに，病変内部は小さな低エコーと高エコーが混在している。体位変換による移動性および変形はなく，音響陰影も認めなかった。これらの所見より，コレステロールポリープが疑われた。

❖診断　表面不整な胆囊コレステロールポリープ

胆囊コレステロールポリープと胆囊結石の鑑別（胆囊後壁）

- 図のように，胆囊の後壁に小さな高エコーが存在すると，サイドローブによるアーチファクトの影響を受け，音響陰影の有無を確認することができないことがある。この場合も，体位変換による病変の移動性および変形の観察を行い，ポリープと結石の鑑別を確実なものとする。
- サイドローブによるアーチファクトを減じる方法については，「胆囊にみられるサイドローブ」（p14）参照。

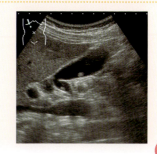

到達目標 胆嚢結石（成分，特殊な結石）の超音波像について説明できる □□□

4 胆嚢結石

胆嚢の超音波像
1. **大きさ** 異常なし
2. **形状** 内側の輪郭に陥凹あり
3. **壁** 異常なし
4. **内部病変** 高エコーと音響陰影あり。移動性あり（ときになし）。数mmから内腔が埋まるほどの大きさまでさまざまあり。1個から数個，ときに100個以上のこともある
5. **周囲** 異常なし

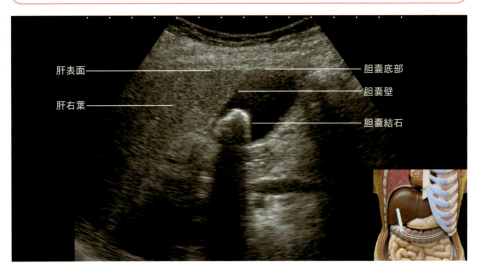

病態生理
- 結石の成分によって，コレステロール系，色素系，稀なものに分けられる（p83参照）。なかでもコレステロール系が大部分を占める。
- 発生部位により，胆嚢結石，肝内胆管結石および肝外胆管結石と称す（p132, 136参照）。

臨床所見
- 結石による食後の右季肋部痛や上腹部の急な激しい痛みは胆石発作といい，背中や右肩へ広がりをみせる。発作は突然起こるが短時間で治まることも特徴の一つである。
- 症状のない無症候性結石症もみられる。
- 胆嚢頸部に結石が嵌頓すると二次的に急性胆嚢炎を生じ，それに伴った症状がみられる。
- 色素系の結石では黒色石が多く，肝硬変や溶血性貧血，さらに炎症性腸疾患の患者にみられる。

超音波像から結石の成分を推定できるか？
- 超音波像から結石の成分を確定することは容易ではないが，大きさと個数およびエコーパターンから推定可能である。
- 超音波検査では，結石を大結石（10mm以上）と小結石（10mm以下）に分けて考え，個々の結石の性状を評価する。超音波像による結石の分類を示す（p76参照）。

超音波診断の流れ

1
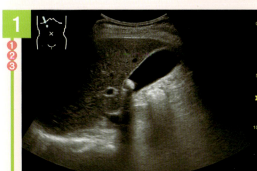

- ❶ 大きさ　長径60mm，短径25mm
  腫大・小さい・[異常なし]
- ❷ 形状　緊満・萎縮・虚脱・くびれ・不整・ねじれ・内腔偏り・内腔狭小化・[陥凹]・異常なし
- ❸ 壁　壁厚1mm

☐ 胆嚢の大きさは正常範囲
☐ 形状は異常なし
☐ 壁厚は正常範囲
First choice 胆嚢そのものに異常なし

2
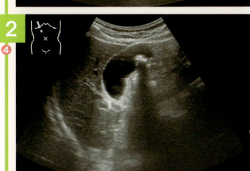

- ❹ 内部病変　移動性：[あり]・なし
  変　形：あり・[なし]
  エコー：低・等・[高]
  音響陰影：[あり]・なし

☐ 移動性のある病変あり。胆嚢自体の変形なし
☐ 後方に音響陰影あり
Second choice 胆嚢結石

3
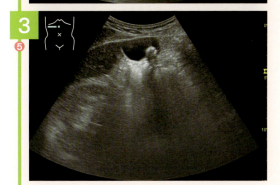

- ❺ 周囲　嚢胞性・充実性・[異常なし]

☐ 胆嚢周囲に異常なし
Last choice 胆嚢結石

❖ 超音波診断のまとめ

　胆嚢の大きさ，形状および壁には異常を認めない。内部に高エコー病変がみられる。この高エコーは体位変換による移動性がみられ，胆嚢結石あるいはスラッジボールが考えられた。さらに判読を進めると高エコーの後方に音響陰影がみられたため，胆嚢結石が疑われた。

❖ 診断　内部病変の移動性と音響陰影により判読できた胆嚢結石

胆石の超音波分類

A. 大胆石（径10mm以上）の超音波分類　　　　　　（80手術症例）＊X線撮影による判定

	I型			II型		III型		
基本型								
超音波型別	a	b	c	a	b	a	b	c
	4例	9	10	23	7	13	6	8
肉眼割面	放射状			層状		微細層ないし無構造		層状
種類	純コレステロール石　混合石	混合石　混成石		混成石　混合石　ビリルビンカルシウム石		ビリルビンカルシウム石	黒色石	その他の混成石
＊石灰化頻度	0%	30		73		15	83	38

I型：結石の表面から内部にかけてエコーが徐々に減衰する
　Ia型：結石の前後径の半分以上に高エコーがみられ，後方に多重エコーを伴いながら徐々に音響陰影が生じるもので，純コレステロール石に特徴的である
　Ib型：結石の前半分に半月状の高エコーがみられ，純コレステロール石と放射状構造の混合石となる
　Ic型：三日月状の高エコーを呈するもので，石灰化の乏しい混成石や混合石でみられる
II型：結石の前面に弧状の高エコーを認める
　IIa型：高エコーは幅の狭い弧状で，明瞭な音響陰影に移行する
　IIb型：結石の内部に点状ないし線状の高エコーを有する
III型：結石の全体が観察され音響陰影は弱い
　IIIa型：結石は肝実質と類似の充実性エコー像を示し，音響陰影も弱い
　IIIb型：ほぼ均一な高エコーで，音響陰影は弱くみられる
　IIIc型：結石内部に層状のエコーを認め，エコー輝度と音響陰影はIIIa型より強い傾向がある

B. 小胆石（径10mm未満）の超音波分類　　　　　　（68手術症例）＊X線撮影による判定

	充満型	堆積型			遊離型（径5mm以下）	浮遊型	塊状型
		a	b	c			
超音波型別							
	10例	20	5	15	12	3	3
種類	混合石	混合石		ビリルビンカルシウム石　黒色石　混合石	黒色石　ビリルビンカルシウム石	混合石	ビリルビンカルシウム石（小胆石の集合）
＊石灰化頻度	20%	15	0	46	50	33	0

充満型：結石が胆嚢内に充満して内腔が描出されない
堆積型：結石が胆嚢内に堆積するが内腔を認める
遊離型：径5mm以下，小個数で，胆嚢後面から遊離している

土屋幸浩，他．胆石症最近の治療法．p45, 50，金原出版，1991 より引用

症例 ❶

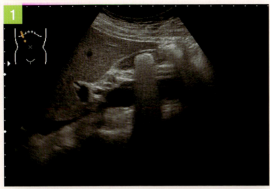

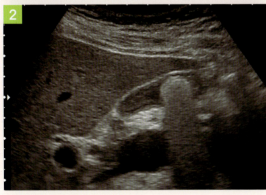

- 30歳代，男性
- 検査目的：人間ドックにて肥満と胆嚢結石が指摘された。精密検査のための血液検査で軽度の高脂血症が指摘されたが，他に有意な所見はみられなかった。その後，超音波検査を施行。

胆嚢の超音波像

❶大きさ	長径51mm，短径18mm（正常範囲）
❷形状	異常なし
❸壁	異常なし
❹内部病変	移動性および変形のない高エコー病変あり。18mmの円形。病変の後方に多重反射とそれに伴う音響陰影あり
❺周囲	異常なし

❖ 超音波診断のまとめ

胆嚢の大きさと壁には異常を認めないが，胆嚢内部に高エコー病変が認められた。この高エコーは病変表面から全体にかけてみられ，後方は多重反射とそれに伴う音響陰影がみられた。無症状ではあるが，胆嚢結石と考えられた。後方に音響陰影ではなく多重反射がみられることから，石灰化成分の乏しい純コレステロール結石が疑われた。

❖ 診断　後方に多重反射がみられる純コレステロール結石

🔍 コレステロール結石ができやすい5Fの人とは？

5F	Forty	Female	Fatty	Fair	Fecund
	40歳代	女性	肥満	白人	多産婦

- コレステロール結石は，中年女性で多産婦かつ肥満者に多くみられ，肝におけるコレステロール過飽和胆汁の生成が病因といわれている。
- 一般に，5Fの人にできやすいといわれている。

症例 ❷

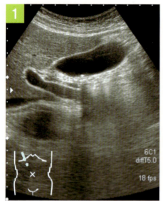
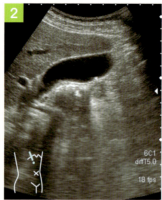

- 40歳代，男性
- 検査目的：下痢が続き内科を受診。既往歴はなく，これまで腹部疾患を指摘されたことはない。消化管を含め超音波検査を施行。

胆嚢の超音波像

❶	大きさ	長径61mm，短径20mm（正常範囲）
❷	形状	異常なし
❸	壁	異常なし
❹	内部病変	移動性はあるが変形のない高エコー病変あり。2mmの円形。病変の後方に音響陰影なし
❺	周囲	異常なし

✥ 超音波診断のまとめ

　下痢以外の症状を認めない。胆嚢の後壁に接して2mmの高エコー病変が1個みられた。この病変の後方には音響陰影がなく，胆嚢ポリープが考えられた。しかし，体位変換にて病変が体部から底部側へと移動するのが確認できたため，結石の存在が疑われた。音響陰影を認めない理由は，超音波ビームに対して病変があまりに小さすぎたためと考えられた。

✥ **診断** 体位変換によって病変の移動が確認できた小さな胆嚢結石

🔍 スライス幅の厚みが偽りの結石を表示する

- 超音波ビームには幅があり，ビームの広がりの中にあるすべての反射体が一断面に映し出される。適正表示ではあるが，ビーム幅が有限なため目的以外のものも描出されてしまう。
- A図は胆嚢に高エコーが観察され胆嚢結石のようにみえる。B図はA図でのプローブを90度回転させたもので，結石と思われていた高エコーは厚み方向により表示された胆嚢外にある消化管ガスと識別された。このようにスライス幅の厚みによって偽りの胆嚢結石が画像上につくられてしまったのである。超音波の原理を理解したうえで走査し，判読することが大切である。

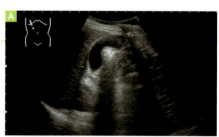
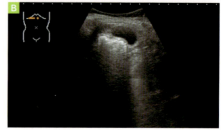

症例 ❸

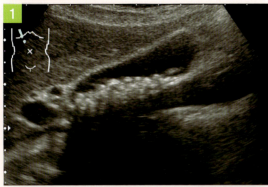

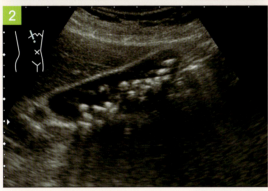

- 50歳代，女性
- 検査目的：上腹部に不快感があり近医にて胆嚢結石を指摘された。無症状であったが，当院にて胆嚢結石の確認を含めて腹部の超音波検査を施行。

胆嚢の超音波像

❶	大きさ	長径62mm，短径20mm（正常範囲）
❷	形状	異常なし
❸	壁	異常なし
❹	内部病変	移動性はあるが変形のない高エコー病変あり。2〜5mmで多数あり。病変の後方に音響陰影あり
❺	周囲	異常なし

❖ 超音波診断のまとめ

　胆嚢内部に高エコー病変がみられ，音響陰影を生じていた。病変の大きさは2〜5mmであり，多数が一塊となっている結石と考えられた。胆嚢の後面壁は音響陰影によって観察が困難であったが，体位変換により病変の移動がみられたため，壁と結石を観察することができた。

❖ 診断　小さな多数の結石とその移動性によって確認できた胆嚢結石

🔍 音響陰影は胆嚢結石を発見する手がかりとなる

- 胆嚢結石の診断ポイントは，結石と胆汁の音響インピーダンスの差によるエコー輝度の違い，音響陰影の存在，移動性，である。
- 結石が胆嚢頸部に入り込むと，胆汁を通した結石の観察ができないため，結石の高エコーが不明瞭となりやすい。しかし，この場合も音響陰影は明瞭なため，結石の存在を疑う有力な手がかりとなる。

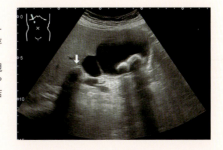

症例 ❹

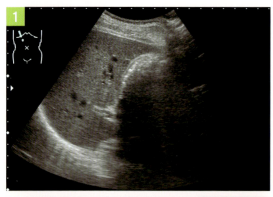

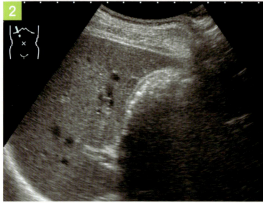

- 80歳代，男性
- 検査目的：陶器様胆嚢を指摘されていた。自覚症状はみられなかったが，精密検査を目的に超音波およびCT検査を施行。

胆嚢の超音波像

❶	大きさ	描出不十分のため計測不可
❷	形状	胆嚢の位置に一致して弧状の高エコーあり
❸	壁	胆嚢壁は前面のみみられる。壁肥厚はなさそうだが観察範囲はごくわずか。後面の壁は音響陰影により描出不良
❹	内部病変	移動性および変形のない高エコー病変あり。小さく多数の病変が胆嚢内腔を占める。病変の後方に音響陰影あり
❺	周囲	異常なし

❖ 超音波診断のまとめ

　通常みられるはずの無エコーの胆嚢内腔が観察されず，胆嚢部に一致して弧状の高エコーがみられた。陶器様胆嚢（p112参照）が考えられたが，詳細な観察を進めると高エコーは小さな結石の集簇として胆嚢内部に充満し，前面に胆嚢壁が観察された。これらの所見から，陶器様胆嚢ではなく胆嚢内部を占める小結石の存在と胆嚢萎縮が疑われた。

❖ 診断　小結石が充満する胆嚢結石

症例 ❺

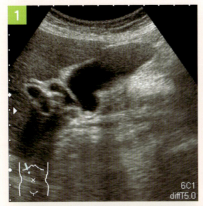

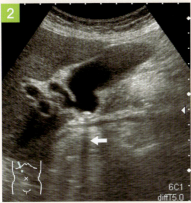

- 50歳代，男性
- 検査目的：人間ドックにて，胆嚢ポリープが指摘された。精密検査の目的で，胆嚢ポリープの確認を含めた超音波検査を施行。

胆嚢の超音波像

❶ 大きさ　長径62mm，短径26mm（正常範囲）
❷ 形状　　異常なし
❸ 壁　　　異常なし
❹ 内部病変　頸部に移動性および変形のない高エコー病変あり。大きさは4mmで1個。プローブのわずかな左右への動きにより病変の後方に音響陰影あり
❺ 周囲　　異常なし

❖ 超音波診断のまとめ

頸部に小さな高エコー病変（ポリープ様エコー）がみられたが，プローブをわずかに左右に動かすことで，後方に音響陰影を確認することができた（矢印）。このことにより，ポリープではなく胆嚢結石が疑われた。

❖ 診断　音響陰影を確実に描出できたことで診断できた胆嚢結石

短軸方向からの観察を加え胆嚢を立体的に把握する

- 胆嚢は長軸方向の観察が一般的だが，結石の充満があると輪郭の情報が乏しくなりやすい。
- A図は胆嚢の長軸像であり小結石が多数みられるが，B図のように短軸像を観察することにより，胆嚢の輪郭を含め立体的に把握することが可能となる。

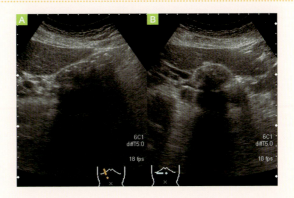

症例 ❻

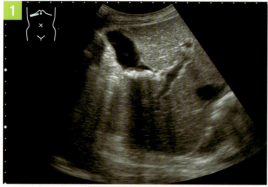

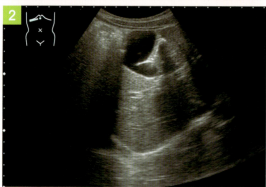

- 乳児（男児）
- 検査目的：尿路感染症で治療中の乳児である。腎・泌尿器領域の観察と同時に，肝胆道系を含めた腹部超音波検査を施行。

胆嚢の超音波像

❶大きさ	長径50mm，短径25mm（正常範囲）
❷形状	異常なし
❸壁	異常なし
❹内部病変	頸部に移動性はあるが変形のない高エコー病変あり。4〜7mmで複数個あり。病変の後方に音響陰影あり。経過観察の再検査では異常なし
❺周囲	異常なし

✣ 超音波診断のまとめ

問診により尿路感染症の治療薬としてセフェム系抗菌薬のセフトリアキソン（ロセフィン®）が投与されていることが分かった。超音波検査では腎・尿路系に異常を認めなかった。胆嚢に複数個の結石が観察されたが，乳児の胆嚢結石症は稀である。そこで，治療薬に用いられていたセフトリアキソンの副作用として知られる偽結石症を疑った。セフトリアキソンの投与を中止し経過観察したところ，結石が消失した。

✣ 診断　薬剤の副作用で出現したと考えられる偽結石（乳児例）

短期間に出現し消失する偽結石症

- セフトリアキソンはカルシウムイオンとの親和性が高く，胆汁中で結合し沈殿物を形成する。これが短期間で結石となり現れるが，投薬を中止することで速やかに消失することから「可逆性偽結石」とよばれる。
- セフトリアキソン投与開始後数日ほどで偽結石症が発症することもある。結石が短期間に出現し，また経過にも不自然な点があるときは，薬剤投与による偽結石も疑わなくてはならない。

結石の種類と描出に役立つ特徴

胆石の種類（主成分＞副成分）		個数
コレステロール胆石	純コレステロール石（コレステロール）	1個
	混成石（コレステロール＞ビリルビンカルシウム）	1個～複数個
	混合石（コレステロール＞ビリルビンカルシウム）	1個～多数
色素胆石	ビリルビンカルシウム石（ビリルビンカルシウム＞コレステロール，脂肪酸，カルシウム）	数個～数十個
	黒色石（黒色色素＞無機カルシウム酸）	1個～多数
稀な胆石	炭酸カルシウム石（炭酸カルシウム）	1個～数個
	脂肪酸カルシウム石（パルミチン酸カルシウム）	1個～数個
	他の混成石	1個

混成石：コレステロールがビリルビンカルシウムに囲まれたもの
混合石：コレステロールとビリルビンカルシウムが混ざったもの

多方向から観察して得られる結石の情報

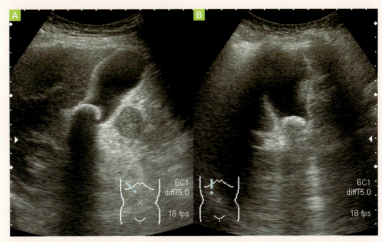

- 超音波検査の利点は，病変を多方向からリアルタイムに描出し，情報を得られることである。胆嚢結石の診断時も同様に多方向の観察により情報量が増加する。
- B図は右季肋部縦走査で，結石の存在を描出するのみにとどまるが，A図は右肋間走査によって結石が頸部に入り込む様子が描出され，情報の増加につながっている。

到達目標　胆嚢腺筋腫症の分類および超音波像を説明できる □□□

5 胆嚢腺筋腫症

胆嚢の超音波像

1. **大きさ**　異常なし
2. **形状**　外側の輪郭は異常なし（ときにくびれあり）。内側の輪郭は陥凹あるいは内腔の偏りあり
3. **壁**　びまん性あるいは限局性肥厚。肥厚部に囊胞性無エコー。壁在結石とコメット様エコー
4. **内部病変**　異常なし
5. **周囲**　異常なし

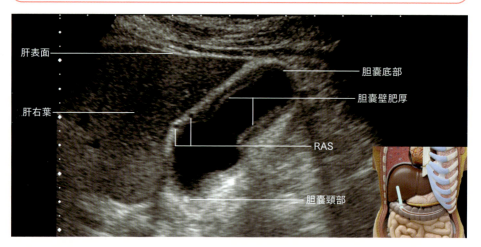

病態生理

- 胆嚢壁内にRokitansky-Aschoff洞（RAS）が増生し、胆嚢粘膜上皮および筋組織の過形成による壁肥厚がみられる良性疾患である。
- RASは胆嚢粘膜上皮が筋層内あるいは漿膜下層まで陥入したくぼみで、正常な壁にもみられ、超音波検査では囊胞性無エコーとして描出される。病理学的には、組織標本上1cm以内に5個以上のRAS増生がみられ、壁が3mm以上肥厚しているものを胆嚢腺筋腫症と診断する。
- 限局型の胆嚢腺筋腫症では、胆嚢癌との鑑別が重要である。

臨床所見

- 無症状の症例もあり、血液検査では有意な異常を認めない。
- ときに右季肋部の鈍痛や不快感、悪心などがみられる。胆嚢結石の合併があると、結石の症状がみられることがある。

胆嚢腺筋腫症の形態的な分類

- 輪状型は、体部のくびれから底部にかけて広範囲に壁肥厚するもの。
- 分節型は、胆嚢壁の一部が三角形または半円形に突出し、triangle signとして描出される。

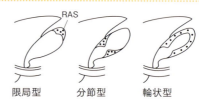

限局型　分節型　輪状型　びまん型

超音波診断の流れ

1

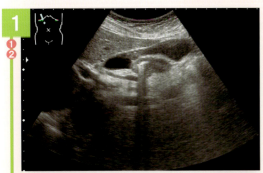

❶ 大きさ　長径90mm，短径17〜23mm
　　　　　大きい・小さい・[異常なし]
❷ 形状　　緊満・萎縮・虚脱・くびれ・不整・ねじれ・[内腔偏り]・内腔狭小化・[陥凹]・異常なし

☐ 胆嚢の大きさは正常だが細長い
☐ 外側の輪郭は異常なし。内腔の偏りと陥凹あり

[First choice]　胆嚢癌，胆嚢腺筋腫症

2

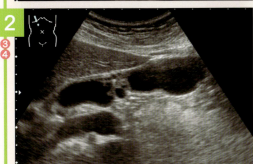

❸ 壁　　壁厚6〜10mm
　　　　肥厚：びまん性・[限局性]
　　　　エコー：[囊胞性]・コメット様
❹ 内部病変　移動性：あり・[なし]

☐ 壁肥厚あり。肥厚部に囊胞性の無エコーあり
☐ 体部の肥厚により頸部と底部が二分化

[Second choice]　胆嚢腺筋腫症

3

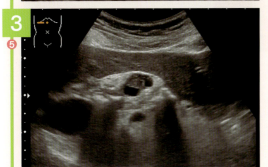

❺ 周囲　囊胞性・充実性・[異常なし]

[Last choice]　胆嚢腺筋腫症

🔍 **胆嚢腺筋腫症でコメット様エコーがよくみられるのはなぜか？**
● RASが増生した胆嚢壁では，濃縮胆汁による結晶や結石が形成されやすい。これらが反射体となりコメット様エコーが多発する。

❖ 超音波診断のまとめ
　胆嚢は大きさ，外側の輪郭に異常を認めない。体部に限局性の肥厚があり，この肥厚により頸部側と底部側に内腔が二分化され，ひょうたん形を呈している。肥厚した壁の内部には囊胞性の無エコーが複数みられ，RASを考えた。壁肥厚の所見から胆嚢癌も考慮されたが，RASの存在と内腔のひょうたん形より胆嚢腺筋腫症を疑った。

❖ 診断　壁の限局性肥厚とRASおよびひょうたん形を認めた分節型の胆嚢腺筋腫症

症例 ①

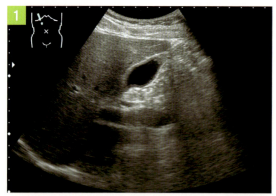

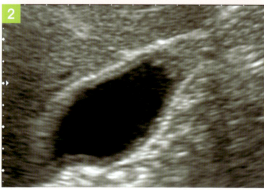

- 50歳代，男性
- 検査目的：腎機能障害で内科に通院中。これまで肝・胆道系の血液検査で異常を指摘されたことはない。腎臓を含めた腹部の目的で超音波検査を施行。

胆嚢の超音波像

❶	大きさ	長径55mm，短径25mm（正常範囲）
❷	形状	外側の輪郭は異常なし。底部の内側の輪郭に陥凹あり
❸	壁	底部に12mmの限局性肥厚あり。肥厚部に1〜3mmの嚢胞性無エコーあり
❹	内部病変	異常なし
❺	周囲	異常なし

✢ 超音波診断のまとめ

外側の輪郭には異常を認めない。底部の壁肥厚による内側の輪郭に陥凹がみられる。ここまででは胆嚢癌も考えられたが，拡大観察により肥厚部にRASと思われる嚢胞性無エコーが同定されたため，胆嚢腺筋腫症を疑った。

✢ 診断　胆嚢底部に壁肥厚とRASを認めた限局型の胆嚢腺筋腫症

症例 ❷

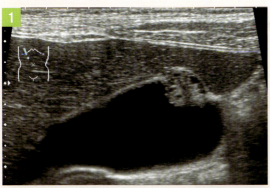

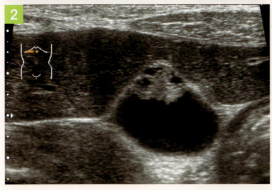

- 40歳代，男性
- 検査目的：超音波検査を行ったところ，胆嚢病変が指摘された。精密検査のため胆嚢の超音波検査を施行。

胆嚢の超音波像

❶	大きさ	長径64mm，短径26mm（正常範囲）
❷	形状	底部の内腔に偏りあり。同部の内側の輪郭に陥凹あり
❸	壁	底部に13mmの限局性肥厚あり。肥厚部に1〜3mmの囊胞性無エコーおよび1mmの高エコーが複数あり
❹	内部病変	異常なし
❺	周囲	異常なし

胆嚢 ❺ 胆嚢腺筋腫症

✣ 超音波診断のまとめ

　底部には13mmの限局した腫瘤様の肥厚がみられ，内側の輪郭は陥凹し，胆嚢癌と胆嚢腺筋腫症が鑑別にあがった。短軸面の拡大観察により，肥厚部にみられる複数の囊胞性エコーはRAS，また1mmの高エコーはRASの壁や壁在結石と考えられたため，胆嚢腺筋腫症を疑った。

✣ **診断** 胆嚢底部の腫瘤様肥厚，RAS，および小さな高エコーを認めた胆嚢腺筋腫症

🔍 小さな病変部を鮮明に描出するテクニック

- 単発で発症する壁在結石などの小さな病変部を鮮明に描出するテクニックは，1) フォーカスを病変に合わせる，2) 高周波探触子を用いる，3) Depth（視野深度）を変えて拡大する，ことが有効である。
- これらの調整を行うことにより，病変部が鮮明となり情報量が増し，診断能が向上する。

症例 ③

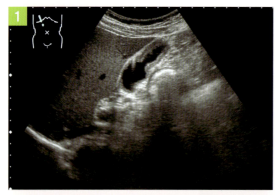

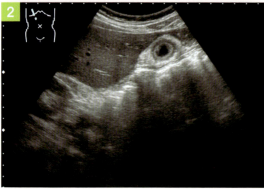

- 30歳代，女性
- 検査目的：心窩部の不快感を訴え，近医にて超音波検査が施行され，胆嚢腺筋腫症を指摘された。精密検査による血液検査では肝・胆道系の異常はない。胆嚢腺筋腫症を確認するため腹部超音波検査を施行。

胆嚢の超音波像

❶	大きさ	長径58 mm，短径21mm（正常範囲）
❷	形状	外側の輪郭に異常なし。体部から底部にかけて内腔の偏りあり
❸	壁	体部から底部にかけて6mmの限局性肥厚あり。肥厚部にコメット様エコーあり。短軸面でも全周に壁肥厚を確認。壁内に1〜3mmの嚢胞性エコーあり
❹	内部病変	異常なし
❺	周囲	異常なし

❖超音波診断のまとめ

外側の輪郭には異常を認めないが，体部から底部にかけて壁肥厚があり，内腔の偏りによる狭小化もみられた。肥厚部にみられた嚢胞性エコーはRASと考えられ，同部にコメット様エコーも観察された。これらの所見および短軸面での壁肥厚の観察も踏まえ，輪状型の胆嚢腺筋腫症を疑った。

❖診断　広範囲な壁肥厚が特徴的な輪状型の胆嚢腺筋腫症

🔍 胆嚢腺筋腫症と胆嚢癌の合併

- 分節型の胆嚢腺筋腫症のように胆嚢頸部と底部の交通が乏しい症例では，限局型やびまん型の胆嚢腺筋腫症に比べ，胆嚢癌を合併しやすいといわれている。
- 胆嚢腺筋腫症は良性疾患であるため，経過観察は1年に1〜2回程度となりがちだが，胆嚢癌の合併を考慮した観察が必要となる。

症例 ❹

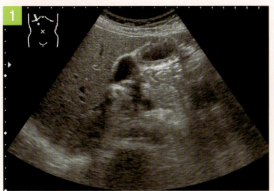

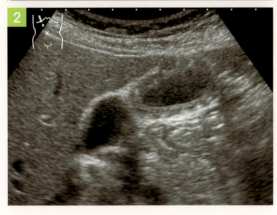

- 50歳代，女性
- 検査目的：上腹部の不快感を訴え内科を受診。血液検査では異常はなく，腹部の超音波検査を施行。

胆嚢の超音波像

❶	大きさ	長径63 mm，短径23mm（正常範囲）
❷	形状	外側の輪郭は異常なし。内腔の偏りあり（頸部側と底部側に二分化）
❸	壁	体部から底部にかけて7mmの限局性肥厚あり。壁内に2〜5mmの嚢胞性エコーが複数あり
❹	内部病変	異常なし
❺	周囲	異常なし

胆嚢 ❺ 胆嚢腺筋腫症

❖ 超音波診断のまとめ

体部で内腔が頸部側と底部側に二分化されている。体部から底部にかけて壁肥厚，壁内には2〜5mmの円形の低エコーがみられた。低エコーは腹壁からの多重反射を受け不鮮明となったRASであると考えられる。これらの所見から，輪状型の胆嚢腺筋腫症を疑った。

❖ 診断　体部〜底部の壁肥厚とひょうたん形およびRASを認めた輪状型の胆嚢腺筋腫症

症例 ❺

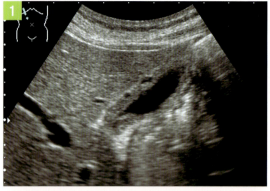

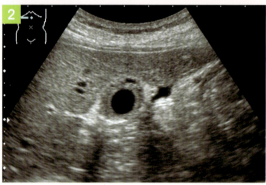

- 50歳代，女性
- 検査目的：右季肋部痛がときどきみられたため受診。血液検査を行うも特に異常はなく，腹部超音波検査を施行。

胆嚢の超音波像

❶	大きさ	長径42mm，短径20mm（正常範囲）
❷	形状	異常なし
❸	壁	7mmのびまん性肥厚あり。壁内に2〜4mmの嚢胞性無エコーあり
❹	内部病変	異常なし
❺	周囲	異常なし

✤ 超音波診断のまとめ

　壁に7mmのびまん性肥厚があり，肥厚部に複数みられる2〜4mmの嚢胞性無エコーはRASと考えられた。短軸面でも壁肥厚とRASを認め，胆嚢癌を疑う壁構造の破綻はみられない。これら，広範囲の滑らかな壁肥厚およびRASの存在から，びまん型の胆嚢腺筋腫症を疑った。

✤ 診断　びまん性の壁肥厚とRASより診断したびまん型の胆嚢腺筋腫症

Pearl necklace sign

- 胆嚢腺筋腫症では壁内のRASを描出し確認することが診断を進めるうえで大切である。
- 磁気共鳴胆管膵管造影検査（MRCP）では，肥厚した壁内にRASが高信号で描出される。びまん型ではその形態が真珠ネックレス状に描出されるため，pearl necklace signとよばれる。

| MEMO |

分節型の胆嚢腺筋腫症を見逃さないテクニック
- 次の形状変化を捉えることが分節型を発見する手がかりとなる。
 1) 病変部の壁肥厚が三角形に突出する triangle sign
 2) 胆嚢内側の輪郭がひょうたん形に変形

底部に発症する胆嚢腺筋腫症を見逃さないテクニック

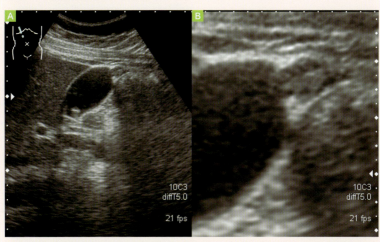

- 底部に発症する胆嚢腺筋腫症は病変が小さい。これを見逃さないテクニックとしては，1) 胆嚢の輪郭に沿った観察，2) Depth (視野深度) を変えた拡大画面での観察，があげられる。
- A図では胆嚢の外側の輪郭を丁寧に観察して突出に気づくことができた。B図では拡大観察により病変部が明瞭となり詳細情報を把握できている。

到達目標 胆嚢癌（早期的・進行的）の分類および超音波像を説明できる □□□

胆嚢癌

胆嚢の超音波像

		A 早期的な胆嚢癌	B 進行的な胆嚢癌
❶	大きさ	異常なし	異常なし，あるいは腫大
❷	形状	外側の輪郭は異常なし 内側の輪郭は陥凹	外側の輪郭は不整（不鮮明） 内側の輪郭は陥凹，内腔の偏り
❸	壁	限局性肥厚 表面平滑あるいは不整な広基性隆起	びまん性あるいは限局性肥厚 ときに肝への直接浸潤
❹	内部病変	異常なし	異常なし
❺	周囲	異常なし	腫瘤浸潤
❻	血流	ときに腫瘤への流入あり	腫瘤への流入あり（拍動波）

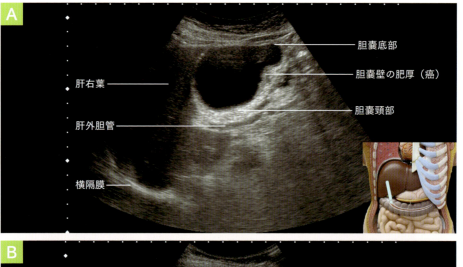

A — 肝右葉、肝外胆管、横隔膜、胆嚢底部、胆嚢壁の肥厚（癌）、胆嚢頸部

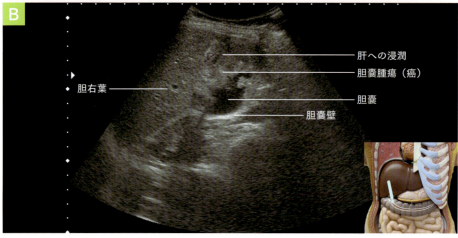

B — 胆右葉、肝への浸潤、胆嚢腫瘍（癌）、胆嚢、胆嚢壁

病態生理

- 胆嚢癌は，胆嚢管から胆嚢にかけて発生する悪性腫瘍である。病理組織学的には腺癌が大部分を占め，他に扁平上皮癌，未分化癌などがみられる。
- 胆嚢壁は，他の消化管の層構造と異なり粘膜筋板を欠くため，疾患の壁外および隣接する臓器への炎症や浸潤が生じやすい。
- 胆嚢癌の病因の一つとして，胆嚢腺腫が前癌状態ともいわれ，また膵胆管合流異常も膵液が胆嚢に流れ込み粘膜を刺激しやすく危険因子とされている。
- 隆起性病変が10mm以上で，経過観察中に大きくなり，胆嚢壁と広基性に付着している場合は胆嚢癌が考慮される。

臨床所見

- 右季肋部痛，黄疸，体重減少，食欲不振，腫瘤触知などがみられる。
- 進行的な胆嚢癌では，肝への直接浸潤，閉塞性黄疸を生じる浸潤もみられ，相当する臨床所見が生じる。
- 中高年に多く発症し，男性よりも女性に多くみられる。また，胆嚢癌症例の結石保有率が高い。

超音波像からみた胆嚢癌の分類とポイント	
隆起型	a．胆嚢内腔へ腫瘤状あるいはポリープ状に隆起する b．大きさが10mmを超えるものが多い c．胆嚢壁との付着は有茎性あるいは広基性隆起または丘状隆起を呈する d．腫瘤部の表面は，小隆起では平滑〜不整であるが，大きさ20mm以上の隆起では乳頭状〜不整を呈する e．腫瘤は均一整でやや低エコー，あるいはやや高エコーに不整な低エコーの混在がみられる f．隆起性部分の後方に音響陰影は伴わない
浸潤型	a．胆嚢壁内に浸潤性に発育して壁肥厚をきたす b．3mm以上の肥厚となり壁を浸潤するため不整である c．壁肥厚は壁の一部あるいは全体に不均一にみられる d．病変部の内腔側の表面は不整である e．壁の著しい肥厚は隆起型の腫瘤形成と区別がつきにくい場合もある f．病変部の内部エコーは，低エコーあるいは不整形低エコーが混在する
混合型	a．限局型と浸潤型の混合したもの b．胆嚢の輪郭が不整型で，不均一な低エコー腫瘤像を呈する c．周囲臓器（肝や腸）との境界は不明瞭化していることがある

注）胆嚢癌の超音波分類は諸家によりさまざまな報告がみられる。本書では，隆起型（限局・腫瘤形成型），浸潤型，混合型に大別する。

早期胆嚢癌の定義

- 組織学的深達度が粘膜層（M）または固有筋層（PM）にとどまる癌とする。
  〔参考〕深達度が粘膜層（M）または固有筋層（PM）を超えるものは進行癌。
- リンパ節の有無は問わない。
- RAS内の上皮癌では胆嚢壁のどの層にあっても粘膜内癌とする。

早期胆嚢癌の肉眼分類

隆起型（Ⅰ）　　Ⅰp型（有茎性），Ⅰs型（無茎型）
表面型（Ⅱ）　　Ⅱa型（表面隆起型），Ⅱb型（表面平坦型），Ⅱc型（表面陥凹型）
陥凹型（Ⅲ）

胆嚢癌の記載法―胆道癌取扱い規約（第6版）から胆嚢癌を理解する

1. 腫瘍の占居部位，壁在部位

肝外胆道系の区分に従い記号で表記する
- 腫瘍が単一の領域のみにある場合　➡　その記号で表す
- 腫瘍が複数の領域にまたがる場合　➡　主な占居部位から順に記載し，占居部位が同等の場合はハイフンで結ぶ（例：胆嚢全体から胆嚢管，遠位胆管に及ぶ場合 GfbnCBd と表記。原発部位が明らかな場合は記号にアンダーラインを付して表記）

2. 腫瘍の壁在部位

胆嚢壁の区分に従い表記する
- 腫瘍が単一の壁在部位にある場合　　　　➡　各々の記号で表す
- 腫瘍が2つ以上の壁在部位にまたがる場合　➡　主な部位から順に記号で表し，壁在部位が同等の場合はハイフンで結ぶ（例：hep ant，壁在部位が同等なら hep-ant。全周の場合は circ と表記する）

3. 腫瘍の数と大きさ

- 非切除例　➡　腫瘍の大きさ（最大径×それと直交する径，mm）を記載
- 切除例　➡　胆嚢を切り開き，腫瘍の数と大きさ（最大径×それと直交する径，mm）を記載

4. 胆嚢の肉眼的外観

(1)正常型
(2)慢性胆嚢炎：軽度，中等度，高度慢性胆嚢炎，陶磁器様胆嚢に分ける（軽度＝壁肥厚が軽度のもの，高度＝壁肥厚が高度で，胆嚢周囲の癒着が著しいもの。陶磁器様胆嚢＝胆嚢壁の線維化に加え，びまん性の石灰化を認めるもの）
(3)急性炎症型
(4)水腫型

5. 腫瘍の肉眼的分類

臨床診断ならびに病理診断をそれぞれの時期に判定して記載。肉眼分類の基本は，(1)粘膜面からみた腫瘍の形態と高低であり，乳頭型，結節型，平坦型に分類される。(2)割面の所見から，膨張型と浸潤型に分類される。
- a．乳頭型：隆起の辺縁が周囲の粘膜から急峻に立ち上がる形態。乳頭状の腫瘍が主に粘膜内，上皮内腫瘍から構成され，細い線維性血管性芯がみられ，有茎性，無茎性のものがある。癌化した胆道内乳頭状腫瘍が含まれる。
- b．結節型：隆起の辺縁が周囲の粘膜へなだらかに移行する形態が多い。隆起が主に深部に浸潤した腫瘍成分から形成されているものをいう。結節の表面に小乳頭状腫瘍成分を示すものも含める。
- c．平坦型：明瞭な隆起を形成しない形態。多くは浸潤型であり，膨脹型のものは稀。従来浸潤型あるいはびまん浸潤型といわれるもの。
- d．充満型：胆嚢が腫瘍で充満し，粘膜面からみた肉眼形態が不明。このうち胆嚢が原型をとどめている場合を充満型という。
- e．塊状型：胆嚢が腫瘍で充満し，粘膜面からみた肉眼形態が不明。このうち胆嚢が原型をとどめず肝臓への浸潤が高度な場合を塊状型という。
- f．その他の型：潰瘍や低い顆粒状粘膜隆起を形成する癌など（潰瘍型，顆粒状隆起型などと記載）

6. Japanese classification の記載法（T分類のみ抜粋）

主病巣の局所進展度はT分類で記載

Tx	腫瘍の評価が不能
T0	腫瘍が明らかでない
Tis	carcinoma in situ
T1a	粘膜固有層への浸潤
T1b	固有筋層への浸潤
T2	漿膜下層あるいは胆嚢床部筋層周囲の結合組織に浸潤
T3a	漿膜浸潤，肝実質浸潤　および／または　1カ所の周囲臓器浸潤（胃，十二指腸，大腸，膵臓，大網）
T3b	肝外胆管浸潤
T4a	肝臓以外の2カ所以上の周囲臓器浸潤（肝外胆管，胃，十二指腸，大腸，膵臓，大網）
T4b	門脈本幹あるいは総肝動脈・固有肝動脈浸潤

日本肝胆膵外科学会編．臨床・病理胆道癌取扱い規約．第6版，金原出版，2013より転載

超音波診断の流れ

1

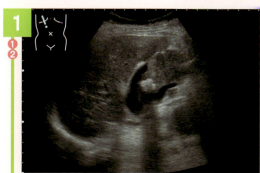

- ❶ 大きさ　長径72mm, 短径33mm
  大きい・[正常範囲]・小さい
- ❷ 形状　緊満・萎縮・虚脱・くびれ・[不整]・ねじれ・内腔偏り・内腔狭小化・[陥凹]・異常なし

☐ 胆嚢の大きさは正常範囲
☐ 外側の輪郭は不整。内腔の偏り，大きな陥凹あり

First choice　胆嚢癌，胆嚢腺筋腫症，胆泥

2

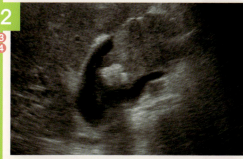

- ❸ 壁　壁厚：頸部1mm, 底部32〜55mm
  肥厚：びまん性・[限局性]
- ❹ 内部病変　移動性：あり・[なし]
  変　形：あり・[なし]
  音響陰影：あり・[なし]

☐ 底部に大きな腫瘤あり
☐ 腫瘤は移動性および変形なし。音響陰影も認めない

Second choice　胆嚢癌

3

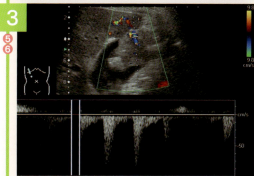

- ❺ 周囲　囊胞性・[充実性]・異常なし
  充実性病変：脂肪織エコーレベル上昇・[腫瘤の浸潤]
- ❻ 血流　腫瘤への流入：[あり]・なし
  分析：[拍動波]・定常波
  速度：80cm/sec

☐ 腫瘤により壁が破綻。周囲への浸潤あり

Last choice　進行的な胆嚢癌

❖ 超音波診断のまとめ

　胆嚢底部に病変を認める。輪郭の外側および内側に変形がみられ腫瘤化を呈する。この腫瘤は移動性，変形，音響陰影，RASを認めず，充実性腫瘍が考えられた。また，結石が腫瘤に取り込まれるように描出された。腫瘤により底部の壁が破綻し肝への浸潤がみられる。さらに，カラードプラによる観察で血流信号が検出され，パルスドプラでは拍動波80cm/secと高速だった。これらの所見から，進行した胆嚢癌が疑われた。

❖ 診断　胆嚢底部の壁の破綻と肝への浸潤をきたした進行的な胆嚢癌

症例 ❶

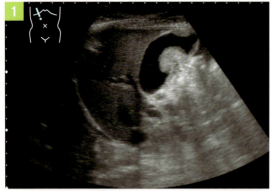

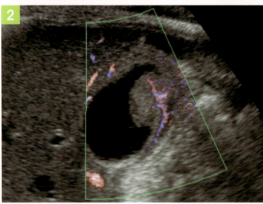

- 80歳代，女性
- 検査目的：近医で胆嚢病変を指摘された。腹部の臨床症状は認めなかった。精密検査の目的で超音波検査を施行。

胆嚢の超音波像

❶大きさ	長径65mm，短径30mm（正常範囲）
❷形状	外側の輪郭は異常なし。内側の輪郭に大きな陥凹あり。底部に滑らかな輪郭の変化あり
❸壁	26mm×20mm の隆起性病変あり。壁に広基性に付着し，移動性なし。音響陰影なし
❹内部病変	腫瘍以外は異常なし
❺周囲	異常なし
❻血流	腫瘍への血流あり

❖ 超音波診断のまとめ

胆嚢内部に大きな隆起性病変を認め，胆嚢壁と広基性に付着していた。底部壁にも広範囲な肥厚が確認され，いずれもカラードプラによる観察で腫瘍に流入する血流信号が検出された。これらの所見から，胆嚢癌を疑った。

❖ 診断　カラーモードの血流情報から明らかとなった胆嚢癌

浸潤が強い塊状型胆嚢癌の観察

- 肝まで浸潤するような塊状型の胆嚢癌では，胆嚢が原形をとどめず，胆嚢超音波検査の基本走査を行うことが困難である。
- このような場合，立体的に解剖をイメージし，近隣臓器との連続性を頼りに走査を進め，本来の胆嚢の位置を判断することになる。
- また，胆嚢結石を見つけることができれば胆嚢内腔の把握につながる。

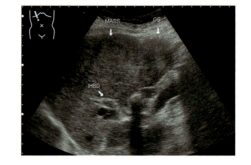

症例 ②

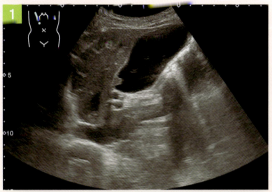

- 80歳代，男性
- 検査目的：健康診断で血尿を指摘された。腎臓の超音波検査を主に腹部超音波検査を施行。

胆嚢の超音波像

❶	大きさ	長径78mm，短径30mm（正常範囲）
❷	形状	外側の輪郭は異常なし。内側の輪郭に小さな陥凹あり
❸	壁	頸部に10mmの隆起性病変あり。病変は胆嚢壁と広基性に付着。移動性および音響陰影なし
❹	内部病変	異常なし
❺	周囲	異常なし

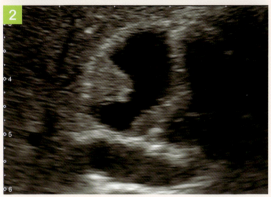

❖ 超音波診断のまとめ

　胆嚢の大きさと外側の輪郭に異常を認めない。胆嚢頸部の壁に隆起性病変が確認されたが大きさは10mmで，この時点で癌を疑うには所見が不十分である。しかし拡大画像で観察すると，壁と広基性に付着していることがわかった。他の所見に乏しいが，広基性の隆起性病変がいかにも不自然であるため，やはり胆嚢癌を疑った（後日さらなる精密検査の後，手術が施行され胆嚢癌と確定診断に至った）。

❖ 診断　他所見には乏しいが広基性の隆起性病変から疑われた胆嚢癌

🔍 カラードプラの活用

- 胆嚢癌は，他の胆嚢病変に比べ血流が豊富なため，カラードプラやパルスドプラを用いた検査が適している。これにより胆泥や類似する隆起性病変との鑑別が可能となる。
- 良性病変の血流パターンは，点状あるいは直線状に表れるが，悪性病変では，腫瘍内部へ向かう血流が樹枝状（枝分れした樹木のような状態）に描出され，血流速度も速いことが特徴である。

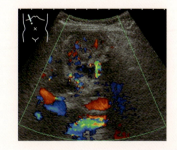

症例 ❸

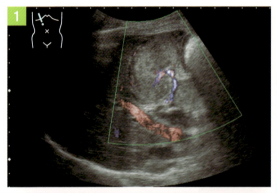

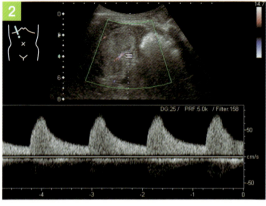

- 80歳代，女性
- 検査目的：右季肋部の不快感と鈍痛を主訴として受診。原因検索のため腹部超音波検査を施行。

胆嚢の超音波像

❶	大きさ	長径58mm，短径35mm（正常範囲）
❷	形状	外側の輪郭は異常なし。内側の輪郭は腫瘤化により評価困難
❸	壁	全体が腫瘤化し，評価困難
❹	内部病変	移動性および変形のない病変が内部全体を占める
❺	周囲	評価困難
❻	血流	内部病変に流入する血流あり。拍動波あり（72cm/sec）

✣ 超音波診断のまとめ

　胆嚢内部全体が腫瘤に占められたエコーパターンを示し，やや高エコーを呈するが不均一である。カラードプラで内部病変への血流を認め，パルスドプラでは拍動性血流が確認された。これらの所見から，胆嚢癌を疑った。

✣ 診断　胆嚢内部の充実性腫瘤に血流と拍動波を認めた胆嚢癌

痛い胆嚢腫大，痛くない胆嚢腫大 ― Courvoisier徴候（クールボアジェ）とは？

- 急性胆嚢炎でみられる腫大は触れると痛みを伴い，これを診断に役立てることができる〔Sonographic Murphy sign（p62）を参照〕。
- 一方，三管合流部より下流の悪性病変が発端の閉塞性黄疸による胆嚢腫大では，痛みを伴わないことが多い。これは急激な胆道内圧の上昇が生じないためであり，このことを「Courvoisier徴候が陽性である」（無痛性胆嚢触知）という。
- このように胆嚢腫大では，胆嚢像と痛みの有無を併せて考慮することで，診断に結び付けることが可能となる。

症例 ④

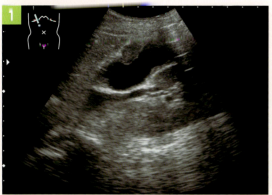
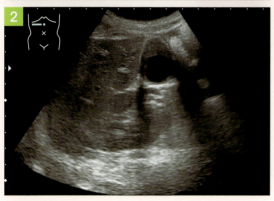

- 70歳代，女性
- 検査目的：胆嚢病変を指摘され受診。精密検査のため超音波検査を施行。

胆嚢の超音波像

❶	大きさ	長径65mm，短径27mm（正常範囲）
❷	形状	外側の輪郭は異常なし。内側の輪郭には陥凹あり
❸	壁	体部に12mmの隆起性病変あり。壁とは広基性に付着し半周性に広がる。移動性なし。音響陰影なし
❹	内部病変	隆起性病変以外は異常なし
❺	周囲	異常なし

❖ 超音波診断のまとめ

胆嚢の大きさには異常を認めない。外側の輪郭および周囲にも異常がみられないが，胆嚢壁は体部を主体に半周性に肥厚し，広基性であることから，胆嚢癌を疑った。

❖ 診断 胆嚢体部に滑らかな半周性の肥厚がみられた胆嚢癌

🔍 胆嚢癌は内側の輪郭の変化から見つけ出す

- 胆嚢癌では，ある程度病態が進むと壁肥厚や外側の輪郭の変化が起こる。逆に胆嚢内側の輪郭は，隆起性病変によって比較的早期に変化が生じている。
- つまり，胆嚢内腔のわずかな偏りに気づくことが，胆嚢癌発見の手がかりとなる。

症例 ❺

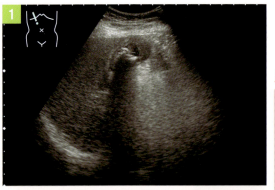

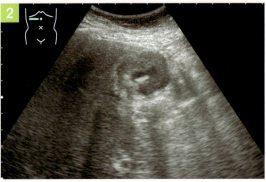

- 80歳代，男性
- 検査目的：健康診断で血尿を指摘された。腎臓の精密検査を目的として腹部超音波検査を施行。

胆嚢の超音波像

❶	大きさ	長径40mm，短径22mm（小さい）
❷	形状	外側の輪郭は異常なし。内腔（底部）の偏りあり
❸	壁	底部壁に8〜12mmの肥厚あり
❹	内部病変	高エコーと音響陰影あり（小結石が複数）
❺	周囲	異常なし

✣ 超音波診断のまとめ

　胆嚢はやや小さく，外側の輪郭に異常は認めない。胆嚢内の高エコーは音響陰影を伴うことから小結石が考えられた。また，内腔（底部）に偏りがみられ，同部の壁は最大で12mmに肥厚していた。この壁は低エコーを示し，層構造はみられない。これらの所見から，胆嚢癌を疑った。

✣ 診断　胆嚢底部の壁肥厚を呈した胆嚢癌

🔍 癌と結石の関係

- 胆嚢癌の症例には，高い割合で胆嚢結石の合併がみられる。ただし胆嚢結石において胆嚢癌の発生率は高くはない。
- したがって，胆嚢超音波検査で結石を見つけたら，癌の存在も疑って検査を進めることが大事である。

症例 ❻

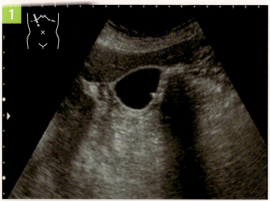

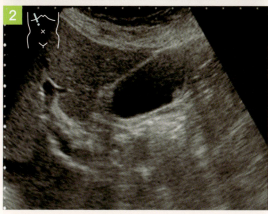

- 40歳代，男性
- 検査目的・腹部超音波検査にて胆嚢に2mmほどのポリープ様病変が指摘されていた。3カ月後の再検査を受診せず，7カ月後に改めて超音波検査を施行。

胆嚢の超音波像

❶大きさ	長径42mm，短径28mm（正常範囲）
❷形状	外側の輪郭は異常なし。内側の輪郭に小さな陥凹あり
❸壁	体部に2mmの隆起性病変あり。移動性なし。音響陰影なし 7カ月後（2），体部に5mmの隆起性病変あり。壁に広基性に付着している。移動性なし。音響陰影なし
❹内部病変	異常なし
❺周囲	異常なし

胆嚢 ❻胆嚢癌

❖超音波診断のまとめ

初回の超音波検査で2mmの小さな隆起性病変がみられ，7カ月後の検査では初回の病変部位に一致して5mmの隆起性病変がみられた。小さい病変だが壁との付着は広基性であった。初回の隆起性病変と同一かは不明だが，同一部位に増大するように観察されたため胆嚢癌を疑った。さらなる精密検査の後に手術が行われ，胆嚢癌と診断された。

❖診断　経過観察によって隆起性病変の増大が疑われた胆嚢癌

到達目標 慢性胆嚢炎の病態および超音波像を説明できる □□□

7 慢性胆嚢炎

胆嚢の超音波像
1. 大きさ　　小さい
2. 形状　　　萎縮。ときに内腔狭小化，内側の輪郭に陥凹あり
3. 壁　　　　限局性肥厚よりもびまん性肥厚が多い。表面不整あるいは平滑
4. 内部病変　移動性はあるが変形のない病変（結石）を合併しやすい
5. 周囲　　　異常なし

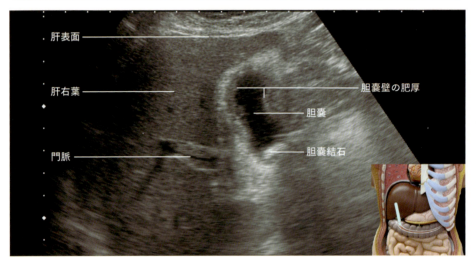

病態生理
- 胆嚢壁のほぼ全層に慢性の炎症性変化が生じる。結石の合併も多くみられ，胆嚢壁は結石により刺激され炎症細胞が浸潤し，さらに結合織が増生して壁の線維性肥厚がみられる。
- 成因から，急性胆嚢炎に続いて生じるもの，初めから結石などにより持続的な刺激を受けて慢性的に経過するもの，に分けられる。
- 慢性胆嚢炎では，萎縮を呈する萎縮胆嚢，胆嚢腫大を呈する胆嚢水腫，不整な壁肥厚により胆嚢癌との鑑別が容易ではない黄色肉芽腫性胆嚢炎など，さまざまな病態がみられる。
- 慢性胆嚢炎の進行により，ときに胆嚢壁に石灰化を生じる。

臨床所見
- 右季肋部痛，上腹部不快感，鈍痛，悪心などもみられるが，比較的軽い。
- 血液検査では有意な異常を認めない。
- 胆嚢結石，陶器様胆嚢，胆嚢癌を合併するリスクがある。

急性胆嚢炎と慢性胆嚢炎の壁の違い
- 急性胆嚢炎の胆嚢壁は，浮腫性の変化を反映して肥厚，すじ状のstriationsが観察される〔急性胆嚢炎（p60）を参照〕。
- 一方，慢性胆嚢炎の壁では，慢性炎症による線維化が反映され高エコーを呈する。

超音波診断の流れ

胆嚢 ⑦ 慢性胆嚢炎

1

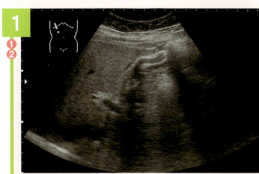

❶ 大きさ　長径40mm，短径10mm
　　　　　大きい・小さい・異常なし
❷ 形状　　緊満・萎縮・虚脱・くびれ・不
　　　　　整・ねじれ・内腔偏り・
　　　　　内腔狭小化・陥凹・異常なし

☐ 胆嚢は小さい
☐ 形状は萎縮と内腔狭小化あり
First choice　慢性胆嚢炎，食後の胆嚢

2

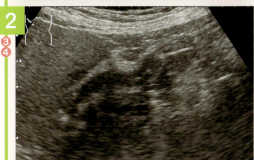

❸ 壁　　　壁厚5mm
　　　肥厚：びまん性・限局性
　　　表面：平滑・不整・不明瞭
❹ 内部病変　高エコー
　　　移動性：あり・なし
　　　変　形：あり・なし

☐ 壁にびまん性の肥厚あり
☐ 壁のエコーレベルは等～高エコー
☐ 内部の高エコーは音響陰影を伴う
Second choice　慢性胆嚢炎，胆嚢癌，
　　　　　　　　胆嚢結石

3

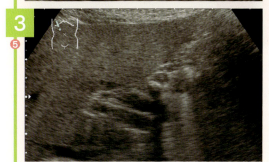

❺ 周囲　嚢胞性・充実性・異常なし

☐ 胆嚢周囲の異常なし
Last choice　慢性胆嚢炎

❖ **超音波診断のまとめ**

　胆嚢は小さく，壁にびまん性肥厚がみられ，等～高エコーを呈していた。まず，食事摂取による胆嚢収縮を考えたが，絶食後であることがわかり否定された。次に胆嚢癌も考慮されたが，壁が全体的に平滑であり腫瘍を疑うには所見が乏しい。胆嚢内部にみられる高エコーに着目すると，音響陰影を伴うことから結石の合併が考えられ，結石による慢性的な変化を反映した胆嚢萎縮であると判断された。これらの所見から，慢性胆嚢炎を疑った。

❖ **診断**　胆嚢の萎縮，壁肥厚，小結石から判断できた慢性胆嚢炎

症例 ①

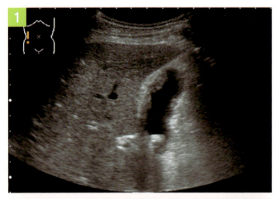

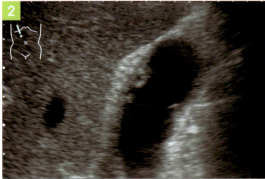

- 40歳代，女性
- 検査目的：健康診断で高脂血症を指摘され受診。過去に胆嚢結石を指摘されたが放置されていた。他に腹部疾患の既往歴はないが，精密検査のため腹部超音波検査を施行。

胆嚢の超音波像

❶	大きさ	長径55mm，短径26mm（小さい）
❷	形状	外側の輪郭は異常なし。内側の輪郭に陥凹あり
❸	壁	5〜8mmの限局性肥厚あり。エコーレベル上昇。表面不整
❹	内部病変	移動性はあるが変形のない小病変あり
❺	周囲	異常なし

✣ 超音波診断のまとめ

　胆嚢はやや小さいが，外側の輪隔に異常を認めない。壁に限局性肥厚と不整がみられ，エコーレベルは上昇している。また，内側の輪郭には陥凹がみられた。これらの所見からは胆嚢癌との鑑別が難しいが，胆嚢の部分的な肥厚およびエコーレベルの上昇から慢性胆嚢炎を疑った。

✣ 診断 胆嚢の限局性壁肥厚とエコーレベル上昇から診断した慢性胆嚢炎

症例 ❷

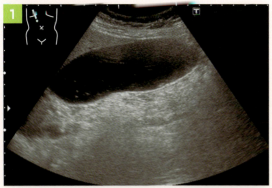

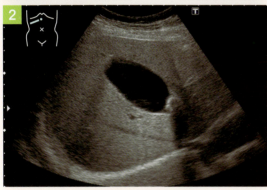

- 60歳代，女性
- 検査目的：過去に胆嚢結石を指摘されたが，特に症状もなく放置されていた。触診にて腹部の腫瘤膨満が指摘されたため，超音波検査を施行。

胆嚢の超音波像

❶大きさ	長径135mm，短径48mm（腫大）
❷形状	緊満。外側と内側の輪郭は異常なし
❸壁	壁厚1mm（異常なし）
❹内部病変	内腔は無エコー。頸部に10mmの高エコーあり。移動性はなく頸部に嵌頓している
❺周囲	異常なし

❖ 超音波診断のまとめ

　触知された腹部の腫瘤膨満は，腫大かつ緊満した胆嚢であった。壁厚は1mmと異常を認めない。頸部の高エコーは結石の嵌頓を反映したものと考えられ急性胆嚢炎を疑うも，疼痛などの腹部症状がなく，血液検査でも炎症性の所見を認めなかった。結石の嵌頓はあるが胆泥もみられず，むしろ胆嚢内腔は無エコーを呈していることから，胆嚢管通過障害による慢性的な変化に伴う胆嚢水腫を疑った。

❖ 診断 胆嚢頸部に嵌頓する結石と慢性的な変化で生じた胆嚢水腫

🔍 White bile とは？

- 胆嚢結石の頸部への嵌頓により，胆嚢と胆管の交通性が障害されたり，慢性炎症による胆嚢管の閉鎖が続いたりすると，胆嚢内に胆汁（bile）が流入されなくなる。
- このような状態が長期間続くと，胆嚢内が粘膜からの浸出液で満たされる。この浸出液が透明であることから"White bile"とよばれる。

到達目標 黄色肉芽腫性胆嚢炎の疾患概念を説明できる □□□

8 黄色肉芽腫性胆嚢炎

胆嚢の超音波像

- ❶ 大きさ　　小さいあるいは正常
- ❷ 形状　　　外側の輪郭は正常あるいは不整。内腔の偏り，内腔の狭小化あり。肝への炎症波及
- ❸ 壁　　　　びまん性肥厚（ときに限局性肥厚）。壁内に無エコーの嚢胞性無エコー。壁内膿瘍や壁在結石。点状高エコーの散見（ときに不明瞭）
- ❹ 内部病変　移動性および変形なく，音響陰影を伴うエコー像がみられることがある
- ❺ 周囲　　　充実性かつ低～高エコーを示す腫瘤病変の浸潤（炎症波及）あり
- ❻ 血流　　　胆嚢動脈の血流亢進

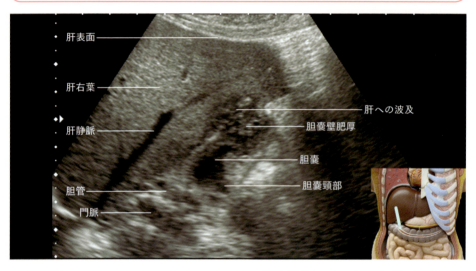

病態生理

- 慢性胆嚢炎の亜型で，胆嚢壁の肥厚と，黄色腫細胞に由来する肉芽腫形成を特徴とする。
- 胆嚢粘膜損傷や，Rokitansky-Aschoff洞（RAS）の破綻により壁内に胆汁が流入すると，胆汁成分を黄色腫細胞が貪食し，異物性の炎症が起こる。その結果，線維化が進み肉芽腫形成を引き起こす。
- 病態が進行すると，肉芽腫が肝へ浸潤することがある。

臨床所見

- 右季肋部の鈍痛や不快感がみられる。
- ときに悪心および吐き気などを伴う。
- 初期の原因の一つとして，結石の嵌頓も関与するため，胆石発作様の症状を訴えることがある。

超音波診断の流れ

胆嚢 ⑧ 黄色肉芽腫性胆嚢炎

1
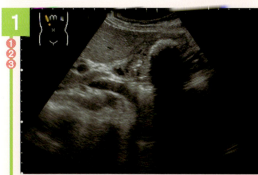

❶大きさ　長径78mm，短径30mm
　　　　　大きい・小さい・異常なし
❷形状　　緊満・萎縮・虚脱・くびれ・
　　　　　不整・ねじれ・内腔偏り・
　　　　　内腔狭小化・陥凹・異常なし
❸壁　　　壁厚10〜15 mm。囊胞性エコーあり
　　　　　肥厚：びまん性・限局性
　　　　　表面：平滑・不整（不明瞭）
　　　　　高エコー：あり・なし

☐ 胆嚢の大きさは正常範囲
☐ 内腔の偏りあり
☐ 壁は高度に肥厚し腫瘤化
☐ 肝との境界が部分的に不明瞭
☐ 壁内に小さな高エコーおよび囊胞性無エコーが散見

First choice　胆嚢癌, 胆嚢腺筋腫症, 黄色肉芽腫性胆嚢炎

2
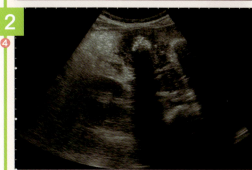

❹内部病変　高エコー
　　　　　　移動性：あり・なし
　　　　　　変　形：あり・なし
　　　　　　音響陰影：あり・なし

☐ 内部に結石がみられる

Second choice　胆嚢癌, 黄色肉芽腫性胆嚢炎

3
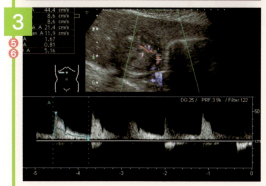

❺周囲　囊胞性・充実性・異常なし
❻血流　腫瘤への流入：あり・なし
　　　　分析：拍動波・定常波

☐ 肝への波及様変化あり
☐ 腫瘤化した壁に拍動波（44cm/sec）を認める

Last choice　黄色肉芽腫性胆嚢炎

❖超音波診断のまとめ

　胆嚢壁がびまん性に肥厚し，周囲との境界が部分的に不明瞭である。内部には結石と思われるエコー像を認める。カラードプラにて血流を検出し，パルスドプラで拍動波が観察された。この時点では，胆嚢癌と黄色肉芽腫性胆嚢炎の鑑別は難しい。壁内にみられる囊胞性の無エコーはRASと考えられる。また小さな高エコーを示す壁在結石が散見されたことからも，黄色肉芽腫性胆嚢炎を疑った。

❖**診断**　胆嚢壁肥厚とRASおよび壁在結石を伴う黄色肉芽腫性胆嚢炎

症例 ❶

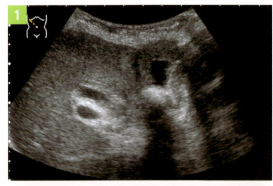

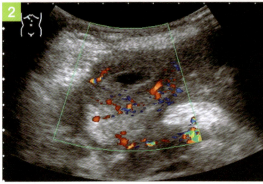

- 60歳代，男性
- 検査目的：胆嚢結石を指摘されていたが通院を中断していた。右季肋部に不快感が現れ内科を受診。胆嚢の経過観察を目的に超音波検査を施行。

胆嚢の超音波像

❶	大きさ	長径42mm，短径24mm（やや小さい）
❷	形状	外側の輪郭は表面不整かつ不明瞭。内腔の偏り，内腔の狭小化あり
❸	壁	11〜16mmのびまん性肥厚あり。頸部から体部の一部に点状高エコーあり。境界不明瞭
❹	内部病変	頸部に移動性および変形はないが音響陰影を伴う18mmの病変あり
❺	周囲	異常なし
❻	血流	カラードプラで血流信号検出

✤ 超音波診断のまとめ

　胆嚢はやや小さく，内腔の偏りと前回指摘されていた結石も頸部に認めた。壁にびまん性肥厚がみられ，頸部から体部の一部には点状高エコーが観察されたことから黄色肉芽腫性胆嚢炎を疑った。カラードプラで血流信号が検出されたため，胆嚢癌を否定することが難しかった症例である。後に手術が施行され黄色肉芽腫性胆嚢炎と確定診断された。

✤ 診断　**壁のびまん性肥厚と点状高エコーおよび血流を検出した黄色肉芽腫性胆嚢炎**

🔍 黄色肉芽腫性胆嚢炎と胆嚢癌の鑑別

超音波像の特徴	黄色肉芽腫性胆嚢炎	胆嚢癌
血流発生の要因	炎症性変化による血流亢進	癌浸潤による血管新生と屈曲蛇行
パルスドプラの特徴	癌に比べて最高血流速度が遅い傾向	最高血流速度が速い傾向
波形	拍動波	拍動波

- 胆嚢壁の不整な肥厚，壁内のRAS，小さな高エコーなどさまざまなエコーパターンがみられる。さらに炎症性浸潤が周囲へ及ぶとそれに伴った血流変化も加わる。
- これらの多様なエコーパターンを捉えるにはBモード検索だけでは不十分であり，積極的にドプラモードを使用し胆嚢癌などの類似疾患との鑑別に役立てる。

症例 ❷

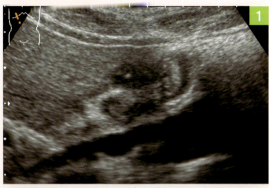

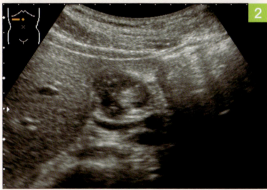

- 50歳代，男性
- 検査目的：近医にて胆嚢癌と診断されたため，精密検査の目的で超音波検査を施行。血液検査では白血球 7,800/mm^3，CRP 0.8mg/dL，CA19-9は13.5U/mLであり，肝・胆道系酵素には異常を認めなかった。

胆嚢の超音波像

❶	大きさ	長径38mm，短径25mm（小さい）
❷	形状	外側の輪郭は肝側が表面不整かつ不明瞭。内腔の偏り，内腔の狭小化あり
❸	壁	7〜14mmの限局性肥厚あり。壁内に点状高エコーあり。境界不整かつ不明瞭
❹	内部病変	異常なし
❺	周囲	充実性かつ低〜等エコーの浸潤性波及あり

❖ 超音波診断のまとめ

　胆嚢は萎縮し内腔が狭小化している。体部から底部にかけてエコーレベルの低い肥厚がみられた。同部で肝への浸潤性波及が認められたため胆嚢癌の可能性も考えたが，壁内に散見される点状高エコーの特徴より黄色肉芽腫性胆嚢炎を疑った。

❖ 診断　胆嚢から肝への浸潤性炎症波及と壁内点状高エコーを認める黄色肉芽腫性胆嚢炎

症例 ❸

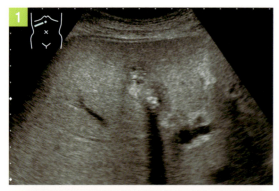

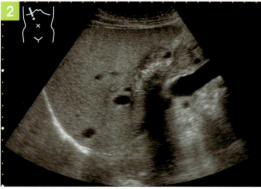

- 60歳代，男性
- 検査目的：胆嚢結石と軽度の脂肪肝のため経過観察中。超音波検査で胆嚢に異常が現れたため，精密検査の目的で超音波検査を施行。血液検査では白血球8,200/mm³，CRP 0.5mg/dL，CA19-9は19.0U/mLであり異常を認めなかった。

胆嚢の超音波像

❶	大きさ	長径40mm，短径20mm（小さい）
❷	形状	外側および内側の輪郭が不鮮明で評価困難
❸	壁	5～11mmの肥厚あり。複数の小さな嚢胞性無エコーあり。小さな高エコーが散見。肝との境界はやや不明瞭
❹	内部病変	音響陰影を伴う小さな高エコーあり
❺	周囲	異常なし

✥ 超音波診断のまとめ

　胆嚢は小さく，内腔に無エコー域がみられない。壁は5～11mmの肥厚を呈する。外側の輪郭がやや不鮮明であったため，まずは胆嚢癌を考慮した。壁内にみられる複数の小さな嚢胞性無エコー病変はRASと考えられた。同時に小さな高エコーが散見されたことから，これらの所見を総合的に判断し，黄色肉芽腫性胆嚢炎を疑った。

✥ 診断 胆嚢壁内の小さな高エコーとRASを伴う黄色肉芽腫性胆嚢炎

症例 ❹

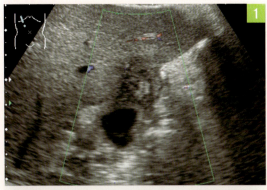

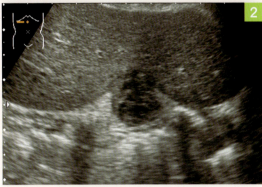

- 70歳代，男性
- 検査目的：右季肋部にときどき不快感および鈍痛がみられ受診。受診時には無症状であったが，腹部超音波検査を施行。

胆嚢の超音波像

❶大きさ	長径38mm，短径21mm（小さい）
❷形状	外側の輪郭は体部から底部にかけて不整形。内腔の偏りあり
❸壁	肝側への限局性肥厚あり。小さな高エコーあり。境界不明瞭
❹内部病変	異常なし
❺周囲	肝への不明瞭な浸潤性波及あり
❻血流	血流信号なし

⁖超音波診断のまとめ

　胆嚢は小さく，内腔が偏り狭小化している。胆嚢壁は体部から底部にかけて肥厚が著しく，RASを疑う低エコーが存在する。粗雑な変化を呈しながら肝への不明瞭な浸潤性波及もみられた。胆嚢癌も考慮されたが，カラードプラでは血流信号が得られず，壁肥厚部のRASと小さな高エコーが散見することから黄色肉芽腫性胆嚢炎を疑った。

⁖診断　RASの所見から鑑別した黄色肉芽腫性胆嚢炎

到達目標 陶器様胆嚢の病因・病態および超音波像について説明できる □□□

9 陶器様胆嚢

胆嚢の超音波像
1. 大きさ　　正常または腫大
2. 形状　　　緊満
3. 壁　　　　胆嚢壁に沿った弧状高エコーあり（石灰化）。びまん性。音響陰影あり
4. 内部病変　ときに頸部に移動性および変形のない高エコーあり（結石）
5. 周囲　　　異常なし

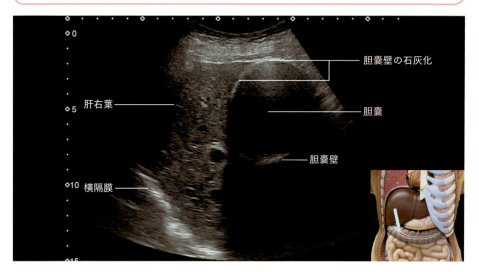

病態生理
- 本疾患名の由来は、胆嚢壁が陶器のような石灰化を呈することによる。胆嚢の慢性的な炎症、カルシウム代謝異常、胆嚢管閉塞、さらに結石、出血、外傷などによる刺激などさまざまな要因から石灰化が生じると考えられている。
- 石灰化は壁全体に生じることが多く、その主成分はリン酸カルシウムである。
- 腹部単純X線撮影では右季肋部の胆嚢部に一致して鶏卵大の石灰化像が観察される。
- 胆嚢の形状は緊満が特徴的であり、短径が長径に比べて大きく腫大する。

臨床所見
- 特有な臨床症状に乏しく、自覚症状がない症例もある。血液検査でも異常を認めない。
- 胆嚢結石や胆管結石の合併もあり、胆石症の症状である右季肋部痛や心窩部痛がみられることがある。
- 胆嚢癌を合併する頻度が高いので注意を要する。
- 男性よりも女性に多くみられる。

超音波診断の流れ

1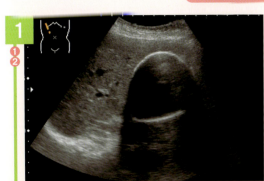

- ❶ 大きさ　長径 72mm，短径 60mm
  [大きい]・小さい・異常なし
- ❷ 形状　[緊満]・萎縮・虚脱・くびれ・不整・ねじれ・内腔偏り・内腔狭小化・陥凹・異常なし

☐ 胆嚢は腫大
☐ 形状は緊満

First choice　急性胆嚢炎，陶器様胆嚢

2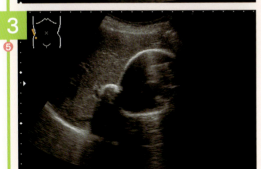

- ❸ 壁　壁厚 1〜2mm
  肥厚：[びまん性]・限局性
  表面：[平滑]・不整
  高エコー：[びまん性]・限局性
- ❹ 内部病変　高エコー
  移動性：あり・[なし]

☐ 胆嚢壁は高エコーを呈している
☐ 移動性および変形のない高エコーが音響陰影を伴い頸部に嵌頓している

Second choice　陶器様胆嚢・胆嚢結石

3

- ❺ 周囲　嚢胞性・充実性・[異常なし]

Last choice　陶器様胆嚢

❖ 超音波診断のまとめ

　胆嚢は短径が優位に腫大し，特徴的な緊満形状を呈している。壁のエコーレベルが高く，後方には音響陰影を認める。後壁にも部分的に高エコーが描出されておりびまん性の変化が疑われた。胆嚢頸部には移動性のない弧状の高エコーと音響陰影がみられ，結石の嵌頓が考えられた。これらの所見から，結石による胆嚢の慢性的変化が及ぼした胆嚢壁の石灰化（陶器様胆嚢）を疑った。

❖ 診断　胆嚢の慢性変化により壁に石灰化が生じた陶器様胆嚢

到達目標 コメット様エコーの出現機序，超音波像の特徴および診断的意義を説明できる □□□

コメット様エコー

胆嚢の超音波像
1. 大きさ　　異常なし
2. 形状　　　異常なし
3. 壁　　　　肥厚なし。尾引きの多重反射（幅1〜2mm，長さ10〜20mm）あり
4. 内部病変　異常なし
5. 周囲　　　異常なし

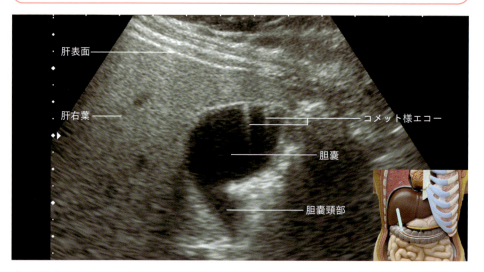

出現機序
- 多重反射の一種である。白く細長い尾を引いたようなエコーパターンとして描出される。
- 組織と組織内にある小さい反射体の音響インピーダンスの差が大きいときに，この反射体の上面と下面との間で音波の反射が繰り返されることによって生じる。

診断的意義
- コメット様エコーはアーチファクトであるが，音響インピーダンスの大きな差によって小さな結石や石灰化およびガスなどの小病変の存在を知ることができ，診断の補助的な情報として役立つ。
- 胆嚢では，胆嚢腺筋腫症のRokitansky-aschoff洞（RAS）の壁と壁内結石および結晶，肉芽腫，胆嚢ポリープのコレステリンの沈着でコメット様エコーがみられる。
- 胆嚢以外では，肝のvon Meyenburg's complex（微小胆管過誤腫），胆管内ガス，消化管穿孔でみられる腹腔内の遊離ガス，組織内の小さな石灰化病変などでもみられる。

超音波診断の流れ

1

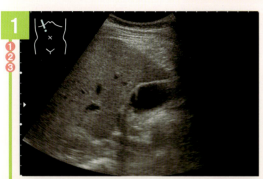

2

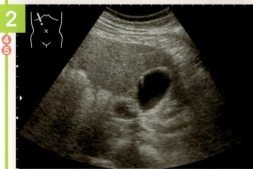

3

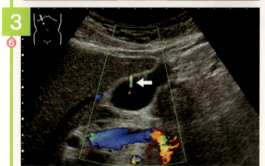

胆嚢 ⑩ コメット様エコー

❶**大きさ** 長径55mm，短径25mm
大きい・小さい・**異常なし**
❷**形状** 緊満・萎縮・虚脱・くびれ・不整・ねじれ・内腔偏り・内腔狭小化・陥凹・**異常なし**
❸**壁** 壁厚1mm，尾引きの多重反射高エコー：びまん性・**限局性**

☐ 胆嚢の大きさは正常範囲
☐ 形状は異常なし
☐ 壁厚は正常範囲
☐ 壁に尾引きの多重反射あり（移動性なし）

First choice 胆嚢結石，胆嚢ポリープ，コメット様エコー

❹**内部病変** 移動性：あり・**なし**
❺**周囲** 嚢胞性・充実性・**異常なし**

☐ 内部，周囲とも異常なし

Second choice コメット様エコー

❻**血流** 血流：あり・**なし**
モザイクパターン：**あり**・なし

☐ カラードプラにてノイズ（モザイク様のアーチファクト）を検出（矢印）

Last choice コメット様エコー

❖ 超音波診断のまとめ

　胆嚢壁から尾を引いたように細長くのびる高エコーが観察された。体位変換による移動性を認めないことから胆嚢結石は否定された。カラードプラにてノイズ（モザイク様パターンが細長く伸びる信号）が検出されたため胆嚢ポリープも否定的であった。特に病変は見当たらず，胆嚢壁の近位と遠位の間で多重反射が生じたと考えられ，尾引きの多重反射が特徴のコメット様エコーが疑われた。

❖ 診断　胆嚢壁内で生じた多重反射により尾引きの多重反射を呈したコメット様エコー

115

症例 ①

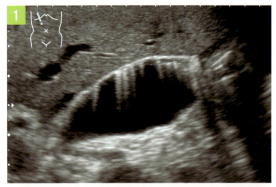

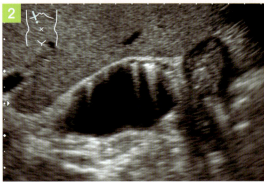

- 50歳代，女性
- 検査目的：健康診断の超音波検査で胆嚢病変を指摘された。精密検査時に腹部の自覚症状はなく，血液検査でも異常を認めなかった。胆嚢病変を調べるために超音波検査を施行。

胆嚢の超音波像

❶大きさ	長径57mm，短径26mm（正常範囲）
❷形状	異常なし
❸壁	底部に2～3mmの限局性肥厚あり。肥厚部に小さな嚢胞性エコーあり。幅2mm，長さ10～17mmの尾引きの多重反射が多数あり
❹内部病変	異常なし
❺周囲	異常なし

❖超音波診断のまとめ

　健康診断で偶然発見された胆嚢病変である。壁肥厚部に，尾引きの多重反射が多数描出された。拡大観察したところ，尾引きの多重反射は壁内の小さな嚢胞の後壁から生じているように描出され，この嚢胞はRASであると考えられた。RASの後壁側あるいはRAS内の胆汁結晶，さらに小さな壁在結石が起因して生じるコメット様エコーが疑われた。

❖診断 胆嚢壁（RAS）から生じた多数のコメット様エコー

症例 ⑪

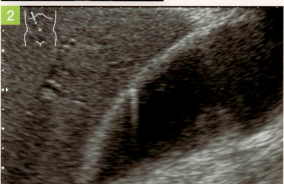

- 40歳代，女性
- 検査目的：食欲不振で内科を受診し，超音波検査による検査を施行。

胆嚢の超音波像

❶大きさ	異常なし
❷形状	異常なし
❸壁	尾引きの多重反射（幅1mm，長さ15mm）あり
❹内部病変	異常なし
❺周囲	異常なし

❖ 超音波診断のまとめ

　超音波検査で偶然発見された胆嚢壁の尾引きの多重反射である。原因は明らかではないが，小さな高エコーがみられ，ここから生じているようにみられたことから，小さな壁在結石に起因するコメット様エコーを疑った。

❖ 診断

胆嚢壁から生じた小さなコメット様エコー

🔍 パルスドプラでの観察

- コメット様エコーをパルスドプラの波形で分析すると，血流波形のみられない広帯域のランダムノイズが検出され，尾引きの多重反射がアーチファクトであることが分かる。

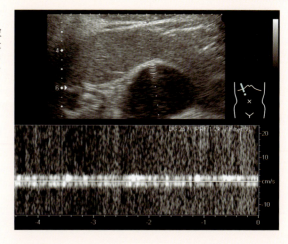

到達目標 胆嚢内にみられるスラッジ（デブリ）エコーの病態と鑑別疾患を説明できる □□□

胆泥

胆嚢の超音波像

1. 大きさ　　異常なし
2. 形状　　　外側の輪郭は異常なし。内腔の偏りあり
3. 壁　　　　異常なし
4. 内部病変　移動性および変形あり。堆積型の等エコー。音響陰影なし
5. 周囲　　　異常なし

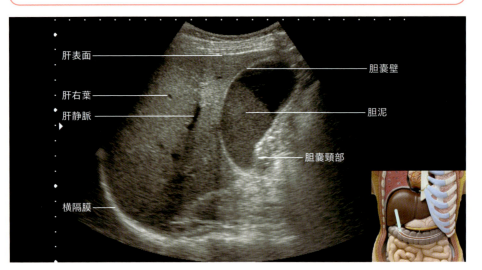

病態生理

- 胆泥は，生じる原因によりスラッジ（sludge）とデブリ（debri）に分けられる。
- スラッジは，胆道閉塞，長期間の絶食，完全静脈栄養法，妊娠，腹部大手術などにより，胆汁がうっ滞する状態が続き胆嚢の収縮が乏しいときに生じる。スラッジエコーはこのような病態時に胆汁成分が濃縮化し，胆汁中の胆汁色素やコレステロール微小結晶がムチンとタンパク質からなる粘液の中に包み込まれたものを反映している。
- デブリは，急性胆嚢炎などに生じ，デブリエコーはこのような病態時にフィブリン膿汁，凝血塊，白血球などにより生じる胆嚢内の浮遊物を反映したものである。

臨床所見

- 胆泥には特有な臨床症状がみられない。
- 胆泥が生じる基礎疾患に伴う臨床症状がみられる。
- 胆嚢管に粘稠度の高い胆泥が詰まると二次的な疾患（急性胆嚢炎）に伴った臨床症状がみられる。

超音波診断の流れ

1

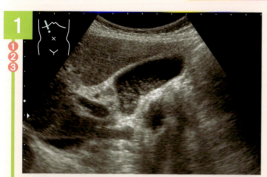

- ❶ 大きさ　長径60mm, 短径24mm
  　　　　　大きい・小さい・[異常なし]
- ❷ 形状　緊満・萎縮・虚脱・くびれ・不整・ねじれ・[内腔偏り]・内腔狭小化・陥凹・異常なし
- ❸ 壁　壁厚1mm

☐ 胆嚢の大きさは正常範囲
☐ 内腔の偏りあり
☐ 壁厚も正常範囲

First choice　胆嚢癌, 胆泥

2

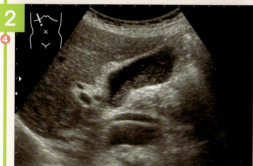

- ❹ 内部病変　移動性：[あり]・なし
  　　　　　　変　形：[あり]・なし
  　　　　　　エコー：低・[等]・高
  　　　　　　音響陰影：あり・[なし]

☐ 体位変換による移動性および変形あり
☐ 内部病変は等エコーで, 音響陰影なし
☐ 内部病変は堆積型である

Second choice　胆泥

- ❺ 周囲　囊胞性・充実性・[異常なし]

☐ 胆嚢周囲に異常なし

Last choice　胆泥

3

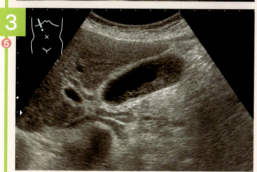

❖ 超音波診断のまとめ

　胆嚢内腔のおよそ半分を占める等エコーの病変がみられた。病変の後方には音響陰影がみられず, 体位変換により移動性が得られたため貯留物の存在を考えた。内部病変は移動とともに変形をきたしたため, 胆泥を疑った。

❖ 診断　胆嚢内に堆積した胆泥

症例 ①

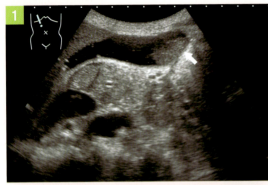

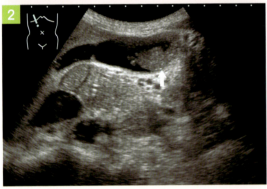

- 70歳代，男性
- 検査目的：あまり食事をとらない生活が続いたため，家族の勧めで受診。腹部症状は特にみられなかったが，超音波検査を施行。

胆嚢の超音波像

❶大きさ	異常なし
❷形状	内腔の偏りあり
❸壁	異常なし
❹内部病変	底部に22mmの等エコー域あり。音響陰影なし。体位変換による移動性および変形あり（②）
❺周囲	異常なし

✤ 超音波診断のまとめ

食欲不振の高齢患者である。胆嚢に類円形の腫瘤がみられたため，まずは胆嚢癌を考えた。しかし，体位変換を行い観察すると，腫瘤に移動性を認めた。また同時に類円形から不整形へと形状の変化もみられた。これらの所見から，胆泥を疑った。

✤ 診断　体位変換による病変の移動と変形で明らかとなった胆泥

胆泥と他疾患の鑑別

- 胆泥，結石，スラッジボール，腫瘍は，それぞれの音響陰影，移動性，血流，内部パターンによって鑑別することができる。

	胆泥	結石	スラッジボール	腫瘍
音響陰影	なし	あり	なし	なし
移動性	あり	あり	あり（ときになし）	なし
血流	なし	なし	なし	あり
内部パターン	堆積型	集塊	腫瘤様	隆起性

症例 ❷

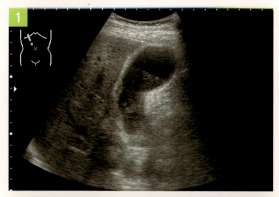

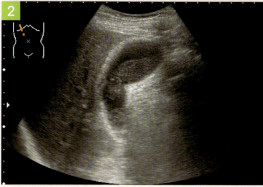

- 70歳代，男性
- 検査目的：絶食状態が続いている入院中の高齢患者に，経過観察のため超音波腹部検査を施行。

胆嚢の超音波像

❶大きさ	異常なし
❷形状	内腔の偏りあり
❸壁	異常なし
❹内部病変	内腔のおよそ半分を占める等エコー域あり。後方に音響陰影なし。体位変換による移動性および変形あり
❺周囲	異常なし

❖ 超音波診断のまとめ

入院患者に腹部疾患の有無を確認する目的で観察を進めた。胆嚢内には内腔のおよそ半分を占める等エコーの病変が描出された。当初から絶食による胆泥の存在が疑われていた。体位変換を加え観察を進めると，病変が移動し形状にも変化がみられたため，胆泥と確認された。

❖ 診断

絶食が続いている胆嚢にみられた胆泥

胆嚢 ⓫胆泥

🔍 「適正」は適正か？

- A図はゲインを通常通りの設定値に調整し，描出した胆泥像である。一方，B図ではあえてゲインを上昇させて描出している。胆嚢内の微細エコーを観察する場合，どちらのほうが優れた超音波像といえるだろうか。
- この症例では，B図のほうが胆嚢内の情報量が増していることが分かる。このように通常通りの「適正」がつねに最善の調整とはかぎらない。胆泥のように微細エコーを示す病態の観察ではゲインの調整を変化させてみるのも一手である。

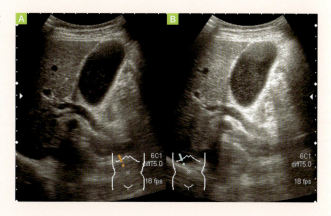

121

症例 ❸

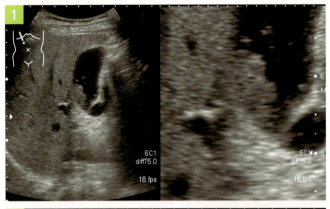

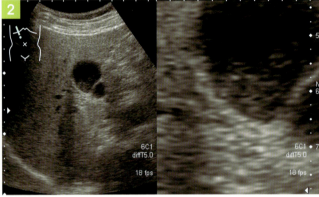

- 60歳代，男性
- 検査目的：小さな胆嚢結石を指摘されていたが放置。今回，血液検査にて軽度の肝障害が現れたため，超音波検査を施行。

胆嚢の超音波像

❶	大きさ	異常なし
❷	形状	内側の輪郭に陥凹あり
❸	壁	異常なし
❹	内部病変	頸部から体部にかけて等エコー域あり。音響陰影なし。体位変換による移動性および変形あり
❺	周囲	異常なし

✤超音波診断のまとめ

　胆嚢頸部から体部にかけて等エコーの病変が観察され，その表面は不整であり，胆嚢壁との境界も不明瞭であった。まずは胆嚢癌が考えられたが，体位変換を加えると病変に移動性と変形がみられ，同時に病変部と胆嚢壁の輪郭も明瞭となった。これらの追加所見も含め，胆泥を疑った。

✤診断　胆嚢癌を疑うも体位変換による移動性と変形で明らかとなった胆泥

症例 ❹

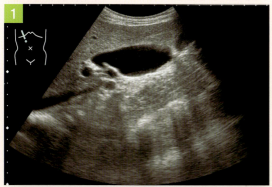

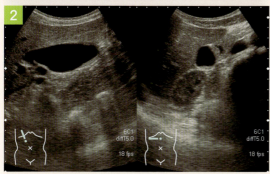

- 50歳代,女性
- 検査目的:以前に小さな胆囊結石を指摘されたが放置。血液検査で軽度の肝障害が現れたため,超音波検査を施行。

胆囊の超音波像

❶大きさ	異常なし
❷形状	外側の輪郭は異常なし。内側の輪郭にわずかな陥凹あり。内腔の偏りあり
❸壁	異常なし
❹内部病変	底部に数mm幅のやや高エコーあり。胆囊壁との境界は明瞭。音響陰影なし。ゲインを下げた観察(超音波像 2)により内部病変がより明瞭となる
❺周囲	異常なし

❖ 超音波診断のまとめ

　当初は胆囊の正常像とみられたが,内側の輪郭にわずかな陥凹がみられ,内腔の偏りが気になった。ゲインを下げてノイズを取り除き観察すると,胆囊底部に少量の貯留物が堆積している様子が描出され,胆泥が疑われた。短軸像をみるとより明瞭に内部病変が確認でき,胆泥と判断した。

❖ 診断　底部の内腔の偏りから気づいた少量の胆泥

🔍 胆泥の確認に用いられる追加手法

追加手法	効果と注意点
プローブによる振動	形状変化と移動性を描出できないことがある
検査中の体位変換 (仰臥位→側臥位→半坐位→立位の順に)	形状変化と移動性の確認に効果あり。ただし胆泥の中には粘稠度が高くて容易に移動しないものもあるので注意を要する
カラードプラ・パルスドプラ検査	血流は検出されない

到達目標 胆嚢腫大をきたす疾患とその機序を説明できる □□□

胆嚢の腫大

胆嚢の超音波像（❸以降省略）
❶ 大きさ　　腫大（目安：長径80mm以上，短径35mm以上）
❷ 形状　　　ときに緊満（目安：長径80mm以下，短径35mm以上）。短径が長径に比べて優位

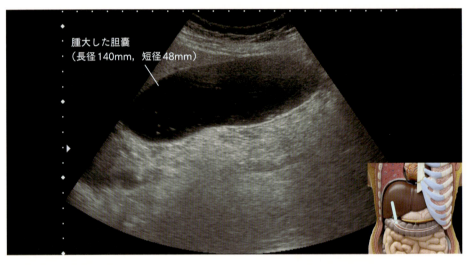

腫大した胆嚢
（長径140mm，短径48mm）

胆嚢腫大の観察手順

- 腫大を認めたら，下図の流れに沿って，まずは三管合流部より下流の胆管について観察する。
- 拡張がなければ，胆嚢あるいは胆管病変を考える。
- 拡張があれば，拡張の原因となる，つまりここで閉塞を引き起こしている原病変の存在を考える。

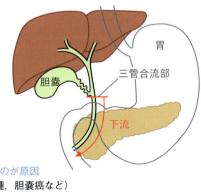

三管合流部より
下流の胆管に…

胆嚢腫大あり
→ 拡張なし → 胆嚢・胆管病変そのものが原因
（急性胆嚢炎，胆嚢水腫，胆嚢癌など）
→ 拡張あり → 閉塞を引き起こしている他疾患が原因
（下部胆管疾患，膵癌，周辺臓器の腫瘍など）

症例 ❶ 急性胆嚢炎

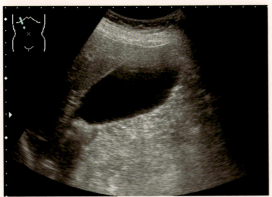

胆嚢は腫大し（長径113mm，短径48mm），頸部に結石が嵌頓している

胆嚢病変による胆嚢腫大の病態生理

- 主病変は，急性胆嚢炎における結石の嵌頓，Mirizzi症候群，胆嚢水腫，胆嚢癌などである。
- 急性胆嚢炎では，胆嚢頸部の閉塞により胆嚢内への胆汁の流れが停滞すると，胆嚢壁の炎症による分泌液や剥離した胆嚢粘膜，さらに膿汁が胆嚢内に溜まるといった要因で胆嚢腫大が生じる。
- 胆嚢水腫では，長期にわたり結石が頸部に嵌頓し，胆嚢粘膜からの浸出液で満たされ，やがて胆嚢が腫大する。

症例 ❷ 下部胆管癌

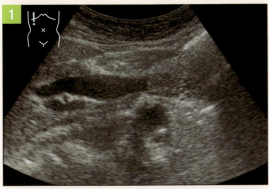

肝外胆管は拡張し（14mm），途絶部に腫瘤がみられる

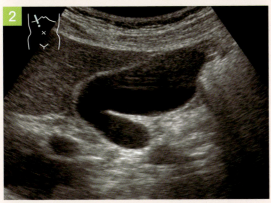

胆嚢腫大（長径93mm，短径44mm）を認める

二次的に生じる胆嚢腫大の病態生理

- 主病変は，胆管結石，胆管癌，膵癌，十二指腸乳頭部癌，腫瘤形成型膵炎，転移性リンパ節腫脹などである。
- 肝内で生成される胆汁は三管合流部から総胆管を経て十二指腸へ排泄される。その途中で閉塞が起こると胆汁排泄が障害され，胆管内圧が上昇し，やがて胆汁が胆嚢に充満し胆嚢腫大を引き起こす。
- 二次的に生じる胆嚢腫大には，疼痛を伴うものと，伴わないものがあり鑑別に有用である。

疼痛を伴う腫大：総胆管結石の十二指腸乳頭部への嵌頓
無痛性の腫大：中・下部胆管癌，膵頭部癌，十二指腸乳頭部癌など

到達目標 胆嚢壁の肥厚を示す疾患とその機序を説明できる □□□

胆嚢壁の肥厚

胆嚢の超音波像（❸以外省略）
❸ 壁　壁厚　　　：肥厚（目安：3mm以上）
　　　範囲　　　：びまん性・限局性
　　　表面　　　：平滑・不整
　　　層構造　　：あり・なし
　　　壁内エコー：囊胞性無エコー（RAS）。ときにすじ状低エコー層（striations）あり

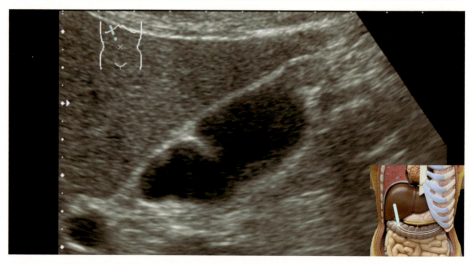

胆嚢壁肥厚の観察手順

- 壁肥厚を認めたら，下図の流れに沿って，びまん性か限局性か，表面平滑か不整か，層構造の有無，Rokitansky-Aschoff 洞（RAS）の有無をみる。さらに胆嚢の大きさ，胆嚢内部および周囲の病変も加味し，肥厚の原因を調べていく。
- 胆嚢壁肥厚の原因は，胆嚢病変によるもの，他疾患の影響により二次的に生じるものに大別される。

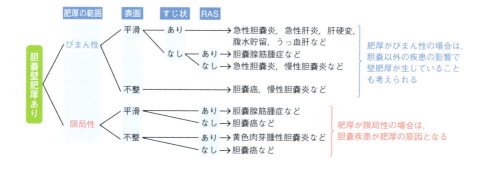

症例 ❶ 胆嚢腺筋腫症

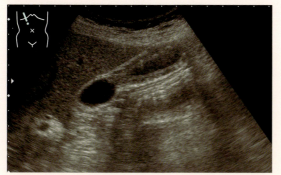

症例 ❷ 肝硬変

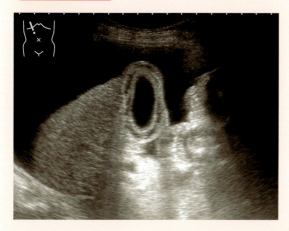

胆嚢病変による壁肥厚の病態生理

- 主病変は，胆嚢腺筋腫症，胆嚢癌，急性胆嚢炎，慢性胆嚢炎などである。
- 胆嚢腺筋腫症の壁肥厚は，限局型，びまん型，分節型に分類される。肥厚した壁にはRASの増生がみられる。
- 胆嚢癌の壁肥厚は，隆起型，浸潤型，混合型に分けられ，肥厚した壁は層構造が破綻し，内腔面に不整と厚みの不均一がみられる。
- 急性胆嚢炎の壁肥厚は，粘膜上皮の変化ではないため表面平滑であるが，炎症の程度が強くなれば不整かつ不明瞭となる。

二次的に生じる壁肥厚の病態生理

- 主病変は，肝硬変，急性肝炎，腹水貯留をきたす病変，さらに心疾患など全身疾患を含めると多様である。
- 肝硬変やうっ血肝では，門脈圧の亢進により門脈系への灌流が妨げられ，うっ滞をきたし，びまん性で表面平滑な壁肥厚を生じる。
- 急性肝炎では，急激な肝機能低下に伴い胆汁が胆嚢に貯留されない状態になると，胆嚢内腔の縮小による影響と胆嚢壁のリンパ流のうっ滞，さらに肝からの炎症の波及も加わった浮腫性肥厚がみられる。

🔍 「肝床側の結合織」と「胆嚢壁」の見分け方

- 肝と胆嚢の付着部にあたる結合織が，限局性の胆嚢壁肥厚のように描出されることがある。胆嚢の外側の輪郭が結合織によって不自然な厚みを示すので，外側の輪郭に沿って胆嚢壁との境界を注意深く全体を観察すれば，限局性の胆嚢壁肥厚との区別がつく。

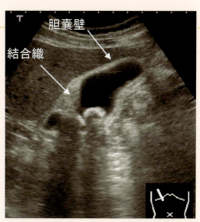

超音波の学校 vol.1 胆嚢・胆管

症 例 編
胆 管

胆管病変の超音波診断ツリー

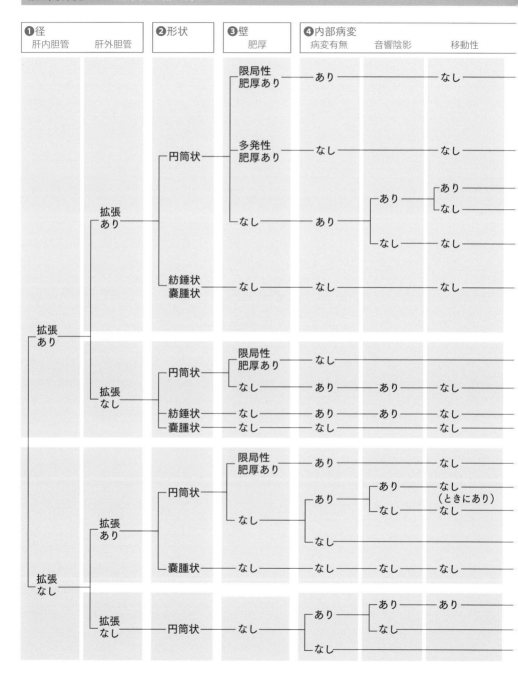

胆管　超音波診断ツリー

エコーレベル，内腔変化など	❺その他 胆管周囲	疾患名
等エコーの隆起性病変		肝外胆管癌，胆管への腫瘍浸潤
内腔の口径不同・長い狭窄	膵腫大あり	IgG4関連硬化性胆管炎
内腔の口径不同・短い狭窄	［造影所見にて数珠状狭窄，剪定様変化あり］	原発性硬化性胆管炎
多重反射あり。ときに音響陰影なし		胆道内空気（胆道気腫）
高エコー。単発・多発性		肝外胆管結石
微細エコー		胆道出血，胆泥，急性閉塞性化膿性胆管炎
	膵管の拡張あり	乳頭部癌
ときに腫瘍・結石・胆泥像あり		先天性胆道拡張症（総胆管嚢腫），良性の胆管狭窄症，肝門部癌
	胆嚢虚脱，肝門部腫瘤	肝門部胆管癌
	肝腫瘤	肝内胆管癌
高エコー。単発・連続・多発性		肝内胆管結石
高エコー。単発・連続・多発性		肝内胆管結石
ときに腫瘍・結石・胆泥像あり		Caroli病
等エコーの隆起性病変		肝外胆管癌
高エコー。単発・多発性		肝外胆管結石
inner tube sine。ときに移動性あり		胆道回虫迷入症
		高齢者の正常胆管，脊柱弯曲
	胃切除・胆嚢摘出	胃切除・胆嚢摘出後の胆管
ときに腫瘍・結石・胆泥像あり		先天性胆道拡張症（総胆管嚢腫）
多重反射あり。ときに音響陰影なし		胆道内空気（胆道気腫）
胆管内管腔像		胆管ステント
		正常な胆管

到達目標　肝内胆管結石を描出でき，その超音波像および結石の存在部位を解剖学的に説明できる □□□

肝内胆管結石

胆管の超音波像
- ❶ 径　　　　病変より上流の肝内胆管に拡張あり（ときに拡張なし）
- ❷ 形状　　　結石を含む胆管は円筒状，紡錘状
- ❸ 壁　　　　肥厚なし
- ❹ 内部病変　高エコー。音響陰影あり。単発，連続性あり，多発とさまざまみられる

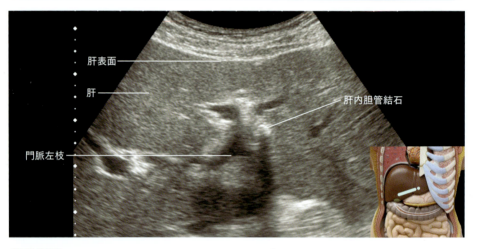

病態生理
- 結石が左右肝管を含めた肝内胆管内にみられ，肝左葉に発生しやすい。これは，肝右葉に比べ胆汁量が少なく，胆管の走行形態と胆道内圧の変化から胆汁うっ滞が生じやすいためである。
- 原発性と続発性に分かれる。はじめから限局性の拡張，狭窄，合流異常などにより肝内胆管に結石が生じたものを原発性とする。手術などに伴う胆汁の通過障害により主として肝外胆管に結石が存在するが，二次的に肝内胆管にも発生するものを続発性とする。続発性は治療法の進歩により近年激減している。
- 主成分はビリルビンカルシウム，次いでコレステロールである。
- 病変部位より上流の胆管に化膿性胆管炎を生じ，さらに肝膿瘍をきたすこともある。

臨床所見
- 肝内胆管内に結石がとどまっていれば無症状であることが多いが，結石が胆管内を移動（肝内から肝外へ落下）すると，右季肋部痛，発熱，黄疸などの胆管炎症状を誘発する。
- 肝内胆管結石は胆道癌のハイリスク病変である。胆管癌の合併では高率に，結石の存在部位に一致した腫瘍がみられる。

原発性肝内胆管結石症の分類		
	主肝管型	末梢肝管型
結石の部位（左右肝管合流部を起点として）	肝内1〜2次分枝に所在	肝内3次分枝およびそれ以上の分枝に所在

大藤正雄，他．肝内結石症の診断．肝胆膵 1982；4（3）：357-364 より作成

超音波診断の流れ

1
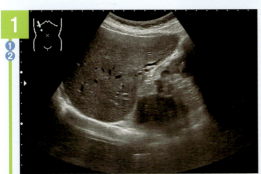

2
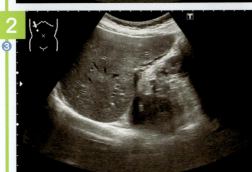

3
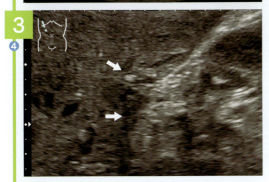

❶径　　肝内胆管（前下区域枝）3mm
　　　　　拡張あり （肝内・肝外）・拡張なし
❷形状　 円筒状 ・紡錘状・嚢腫状

☐肝内胆管に軽度拡張あり
☐形状は円筒状

First choice　肝内胆管癌，肝内胆管結石，
　　　　　　　　その他の胆管拡張を示す疾患

❸壁　　肥厚：あり・ なし

☐壁の肥厚は認めない

Second choice　肝内胆管癌，肝内胆管結
　　　　　　　　石，肝内胆管空気

❹内部病変　エコー： あり ・なし
　　　　　　音響陰影： あり ・なし
　　　　　　移動性　：あり・ なし
　　　　　　形態： 単発 ・連続性・多発

☐胆管内に高エコー病変あり。音響陰影を伴う
☐移動性はなく単発である
☐胆管は高エコー病変部で途絶し，それより上流の胆管が拡張している

Last choice　肝内胆管結石

❖超音波診断のまとめ

　前下区域の肝内胆管に軽度拡張がみられるが，壁の肥厚は認めない。拡張した胆管の下流を追求すると，途絶部に高エコー病変が観察され，その後方には弱い音響陰影を伴っていた。高エコー病変を拡大観察すると胆管内に存在する結石が認められ，末梢型の肝内胆管結石を疑った。

❖診断　肝内3次分枝付近にみられる末梢肝管型の肝内胆管結石

症例 ①

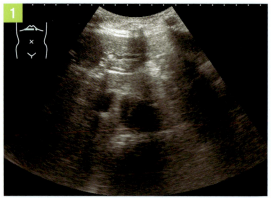

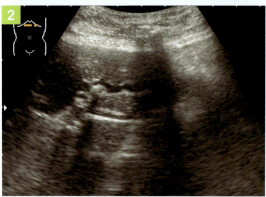

- 90歳代，男性
- 検査目的：ときどき心窩部の不快感があったが，他に症状がみられず放置。数日前より心窩部痛が出現するようになり，発熱も伴ったため内科を受診。心窩部痛の原因検索のため超音波検査を施行。

胆管の超音波像

❶径	肝内胆管（外側下区域枝）5mm（拡張あり）	
❷形状	円筒状	
❸壁	肥厚なし	
❹内部病変	5mmの高エコー病変と弱い音響陰影あり。単発。移動性なし。病変より上流の胆管に拡張あり	

✥ 超音波診断のまとめ

　外側下区域の胆管に軽度拡張がみられるが，壁の肥厚は認めない。拡張した胆管の下流を追求すると，門脈臍部付近で途絶していた。拡大観察により途絶した胆管内に5mmの高エコー病変がみられ，後方に音響陰影を伴っていた。これらの所見から，肝内胆管結石を疑った。

✥ 診断　外側下区域の胆管に拡張がみられた末梢肝管型の肝内胆管結石

全胆石症に占める肝内胆管結石症の割合

- 肝内胆管結石の発症頻度は，胆嚢結石と総胆管結石に比べると少ない。全胆石症に占める割合は1997年の胆石調査プロジェクトで1.3％，2006年の肝内結石症に関する調査研究（厚生労働省科学研究補助金難治性疾患克服研究事業）で0.6％程度との報告がある。

Mirizzi症候群とLemmel症候群（見逃されやすい稀な疾患）

- Mirizzi症候群は，胆嚢頸部や胆嚢管に嵌頓した結石による圧迫，炎症の波及により，総胆管に狭窄や閉塞をきたす疾患である。
- Lemmel症候群は，十二指腸乳頭部近傍の憩室（傍乳頭憩室）により，総胆管が圧迫され，胆汁や膵液の排出障害を生じ，ときに閉塞性黄疸や膵炎をきたす疾患である。

症例 ❷

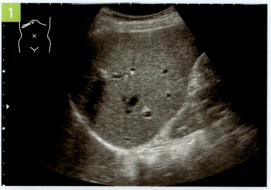

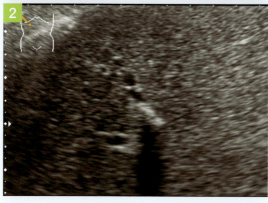

- 60歳代，女性
- 検査目的：内科受診中に，血液生化学検査でアルカリホスファターゼ（ALP）値の軽度上昇がみられた。原因検索のため超音波検査を施行。

胆管の超音波像

❶径	肝内胆管（前上区域枝）3mm（拡張あり）
❷形状	円筒状
❸壁	肥厚なし
❹内部病変	高エコー病変と音響陰影あり。連続性あり。移動性なし。病変より上流の胆管に拡張あり

❖ 超音波診断のまとめ

　前上区域の肝内胆管に高エコー病変がみられ音響陰影を伴っていた。拡大観察すると，胆管に複数の小さな病変が連なるように描出された。この病変より上流の胆管には軽度拡張がみられた。特に症状はなく，前上区域の高エコー病変がALP値上昇の原因と考えられた。これらの所見から，末梢肝管型の肝内胆管結石を疑った。

❖ 診断　前上区域に小さな結石が連続する末梢肝管型の肝内胆管結石

肝内胆管結石の鑑別と超音波像

- 高エコー病変を示す肝内胆管結石，胆道内空気，肝内石灰化の特徴像を以下にまとめた。

	肝内胆管結石	胆道内空気	肝内石灰化
所在部位	肝内胆管	肝内胆管	肝実質・脈管壁
胆管径の拡張	あり（ときになし）	なし（ときにあり）	なし
エコーレベル	高エコー	高エコー	高エコー
後方エコー	音響陰影	多重反射・音響陰影	音響陰影
移動性	なし（ときにあり）	あり	なし
形状変化	なし	あり	なし

到達目標 肝外胆管結石（総胆管結石）を描出できる □□□

肝外胆管結石（総胆管結石）

胆管の超音波像
1. 径　　　肝外胆管の拡張あり（ときに拡張なし）
2. 形状　　円筒状
3. 壁　　　肥厚なし
4. 内部病変　高エコー。音響陰影あり。単発，多発。移動性なし（ときに移動性あり）

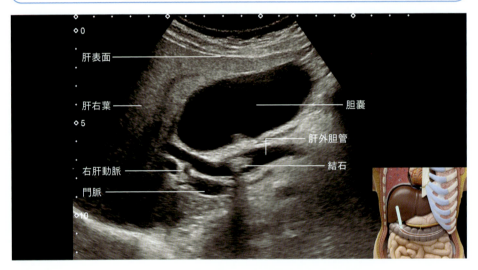

病態生理
- 左右肝管合流部より下流の胆管にみられる結石を肝外胆管結石という。総胆管に発生することが多いため，総胆管結石ともよばれる。
- 主成分はビリルビンカルシウムが多く，胆道感染により生じた結石であることがうかがえる。また，胆嚢結石や肝内胆管結石の移動（落下）による肝外胆管結石もみられる。

臨床所見
- 結石が胆管にとどまっていれば，無症状のこともあるが，十二指腸乳頭部に嵌頓すると心窩部や右季肋部に痛みを生じる。
- 結石の嵌頓により，胆管内への逆行性感染が生じ急性胆管炎を引き起こす。さらに重篤化すると急性閉塞性化膿性胆管炎や肝膿瘍の原因ともなる。細菌の血液中への侵入と増殖は発熱，悪寒を生じるとともに敗血症を起こし，しばしば意識障害やショックを伴う。
- 肝外胆管と主膵管の流出路が，十二指腸乳頭部に位置することから，同部への結石嵌頓により急性膵炎を合併することがある。

Charcotの三徴とReynoldsの五徴（胆道感染による胆管炎の特徴的症状）
- 閉塞性黄疸により感染を生じ，胆管炎が起こると，発熱，黄疸，腹痛などがみられる。これをCharcotの三徴とよび，さらに重篤化し，ショック，意識障害が加わった状態をReynoldsの五徴とよぶ。
- 総胆管結石の嵌頓による胆道感染が多いが，腫瘍，良性胆道狭窄，胆道の吻合部狭窄なども原因となる。

Charcotの三徴	発熱，黄疸，腹痛
Reynoldsの五徴	発熱，黄疸，腹痛，ショック，意識障害

超音波診断の流れ

1

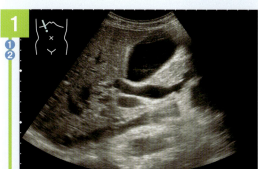

- ❶径　　肝外胆管 10〜12mm
  　　　　拡張あり（肝内・肝外）・拡張なし
- ❷形状　円筒状・紡錘状・嚢腫状

☐ 肝外胆管に拡張あり
☐ 形状は円筒状

First choice　肝外胆管結石，胆管癌，膵癌，その他の胆管拡張を示す疾患

2

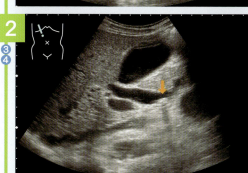

- ❸壁　　肥厚：あり・なし
- ❹内部病変（長軸像）
  　　エコー　：あり・なし
  　　音響陰影：あり・なし

☐ 壁に肥厚なし
☐ 胆管内部に高エコー病変あり。音響陰影を伴う

Second choice　肝外胆管結石

3

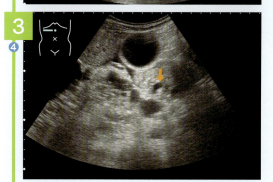

- ❹内部病変（短軸像）
  　　エコー：あり・なし
  　　形態　：単発・連続・多発
  　　移動性：あり・なし

☐ 高エコー病変は胆管内に存在
☐ 移動性はなく単発である

Last choice　肝外胆管結石

胆管 ❷肝外胆管結石（総胆管結石）

❖ 超音波診断のまとめ

　肝外胆管は拡張し円筒状を示すが，壁には肥厚を認めない。拡張した胆管内部を詳細に観察すると6mmの高エコー病変が描出され，後方に音響陰影を伴っていた。この高エコー病変は，短軸面の観察でも胆管内部に認められた。これらの所見から，肝外胆管結石を疑った。

❖ 診断　肝外胆管の拡張を伴う小さな肝外胆管結石

137

症例 ❶

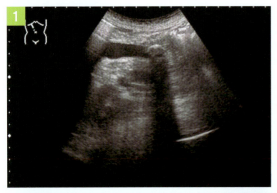

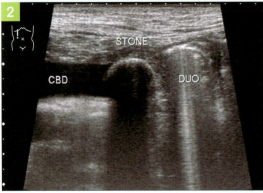

- 80歳代，女性
- 検査目的：主訴は前日からの右季肋部痛と発熱である。同時に尿の色が濃くなっている。痛みと黄疸の原因検索のため超音波検査を施行。

胆管の超音波像

❶径	肝外胆管12mm（拡張あり）
❷形状	円筒状
❸壁	肥厚なし
❹内部病変	17mmの高エコー病変と音響陰影あり。単発。移動性なし。肝外胆管の末端に嵌頓。病変より上流の胆管に拡張あり

CBD：総胆管
DUO：十二指腸
STONE：結石

✧超音波診断のまとめ

　主訴および肝外胆管の拡張から閉塞性黄疸と考えられた。肝外胆管の下流は，十二指腸ガスが観察できる部分まで描出された。この位置に食い込むように三日月状を示す高エコー病変が存在している。移動性はみられず，後方に音響陰影を伴っていた。これらの所見から，肝外胆管の末端に嵌頓する結石を疑った。

✧診断　閉塞性黄疸の原因となった肝外胆管の末端に嵌頓する肝外胆管結石

加齢に伴い増加する結石

- 肝外胆管結石は，胆嚢結石に比べ高齢者での発症頻度が高い傾向にある。
- 理由は加齢によるものと考えられており，1）十二指腸乳頭部のOddi括約筋（オッディ）の弛緩により，逆行性感染が増加し結石が生成されやすくなること，2）反対に，胆汁濃縮機能が低下し胆嚢内のコレステロール結石の形成が抑制されること，などが原因としてあげられる。

症例 ❷

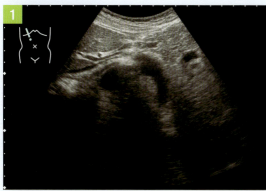

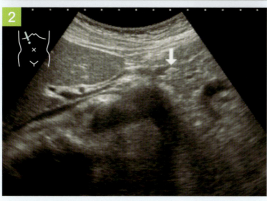

- 50歳代，男性
- 検査目的：高血圧にて通院中。特記すべき腹部症状はない。定期的な超音波検査を施行。

胆管の超音波像

❶径	肝外胆管（上部胆管）2mm（やや細い），（中〜下部胆管）6mm（正常範囲）
❷形状	円筒状
❸壁	肥厚なし
❹内部病変	下部胆管内に類円形をした4mmの高エコー病変あり。単発。移動性なし

❖ 超音波診断のまとめ

　肝外胆管全体を観察すると，上部では2mmと細く，中〜下部では6mmと正常上限であった。下部胆管に小さな類円形の高エコーが明瞭に描出されている。音響陰影を伴わないが，小さい病変であることから結石を疑った。音響陰影を伴わないのは，胆管結石では石灰化成分が乏しいためであると考えた。

❖ 診断　肝外胆管に拡張を認めない小さな肝外胆管結石

🔍 十二指腸乳頭部に結石が嵌頓すると…

- 十二指腸乳頭部に結石が嵌頓すると，胆道閉塞により胆道内圧が上昇し，胆管近傍肝細胞が傷害され肝酵素値が上昇する。ALTとAST値が1000 IU/Lまで上昇する症例もある。また，γ-GTP，ALP，ビリルビン値が上昇し，黄疸もみられることから，結石と急性肝炎との鑑別が必要となる。
- 超音波検査では，胆管の急激な内圧上昇に伴って胆管径が拡張し，胆嚢腫大もみられる。
- 結石の嵌頓が解除されると，肝酵素値も胆管径も速やかに正常化し，胆嚢も内圧低下に伴い虚脱する。

症例 ❸

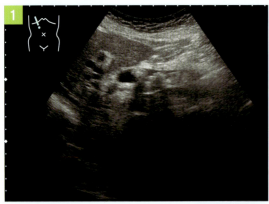

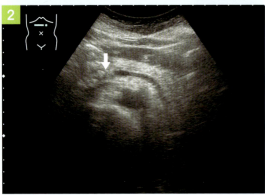

- 70歳代，女性
- 検査目的：右上腹部痛と発熱があり受診。血液生化学検査でALT，AST，ALP，さらにγ-GTP値などの肝機能異常を指摘された。原因検索のため腹部超音波検査を施行。

胆管の超音波像

❶径	肝外胆管13mm（拡張あり）。肝内胆管にも軽度拡張あり
❷形状	円筒状
❸壁	肥厚なし
❹内部病変	10～12mmの高エコー病変と弱い音響陰影あり。多発性。移動性なし。病変より上流の胆管に拡張あり

✥ 超音波診断のまとめ

　肝外胆管に13mmの拡張と，肝内胆管の軽度拡張がみられた。肝外胆管内部を観察すると，高エコー病変が多発しているのが描出された。これらの高エコー病変は，短軸像（膵内胆管の高さ）で観察しても同様に描出された。音響陰影も伴っていることから，肝外胆管結石を疑った。

✥ 診断　**肝外胆管と膵内胆管に存在が確認できた肝外胆管結石**

肝外胆管結石の描出を妨げる要因と対策（１）

	要因	対策
1. 消化管ガス	下部胆管が消化管ガスの影響を受けやすい	プローブによる圧迫や，体位変換により，消化管ガスを移動させる
2. 結石の成分	結石の主成分であるビリルビンカルシウムは石灰化成分に乏しく，音響インピーダンスの差が小さくなり，描出が不明瞭となる	装置のゲイン，ダイナミックレンジ，フォーカスを調整し，明瞭化させる

症例 ❹

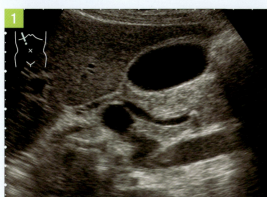

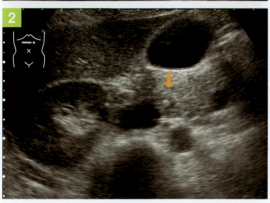

- 30歳代，女性
- 検査目的：内科通院中。経過観察のため腹部超音波検査を施行。

胆管の超音波像

❶径	肝外胆管4mm（正常範囲）
❷形状	円筒状
❸壁	肥厚なし
❹内部病変	高エコー病変と弱い音響陰影あり。単発。移動性なし

❖ 超音波診断のまとめ

　肝外胆管径は4mmと正常範囲であり異常はないように思われた。しかし，膵内を観察すると，小さな病変が描出された。長軸像，短軸像いずれにおいても，胆管内に存在する高エコー病変であることが確認されたため，肝外胆管結石を疑った。

❖ 診断　拡張のない胆管にみられた肝外胆管結石

🔍 肝外胆管結石の描出を妨げる要因と対策（２）

	要因	対策
3. 胆管内空気	胆管内空気が存在すると，胆管内が無エコーとはならず，結石が識別しにくい	体位変換により，胆管内空気を移動させる
4. 非拡張例	胆管径が正常範囲内の場合，下部胆管までの全体像は描出しにくく，結石を見逃しやすい	胆管が拡張していなくても，結石が存在する場合があるという認識を常にもつ。胆管の描出向上には前述の1，2，3で対処する

到達目標　先天性胆道拡張症を描出でき，その病態・症候・分類および超音波像を説明できる □□□

先天性胆道拡張症

胆管の超音波像
- ❶ 径　　　　肝内胆管の拡張あり。肝外胆管の拡張を伴うものもあり
- ❷ 形状　　　囊腫状，紡錘状
- ❸ 壁　　　　肥厚なし
- ❹ 内部病変　なし（ときに腫瘍や結石，胆泥を示すエコー像あり）

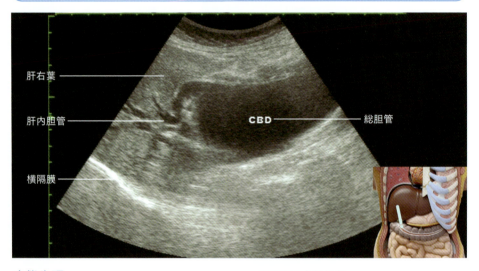

病態生理
- 生まれつき，肝外胆管が拡張している疾患である。従来，総胆管囊腫とよばれていたが，肝内胆管の拡張を伴うことがあること，また，形態的に囊腫状の他，紡錘状の拡張もみられることから，総じて先天性胆道拡張症とよばれるようになった。Alonso-Lej分類，戸谷分類（p147）を参照。
- 本症は，結石や腫瘍などが原因で起こる後天的・二次的な胆道拡張との鑑別が必要となる。
- 合併疾患として膵胆管合流異常（p145参照）の頻度が高く，胆道系悪性腫瘍と肝外胆管結石および胆管炎などもみられる。
- 欧米人に比べ，東アジア人（特に日本，中国，韓国）の報告が多くみられる。小児期～20歳代の女性に多い。

臨床所見
- 先天性胆道拡張症の三主徴は，腹痛，黄疸，右上腹部腫瘤であるが，すべてが揃う症例は少なく，健康診断などで無症状のうちに見つかることもある。
- 有症状時は食欲不振，嘔吐，下痢などの他に，胆道系の細菌感染による発熱，腹痛，下部胆管が狭窄することによる閉塞性黄疸（p184参照），灰色便などがみられる。
- 血液生化学検査では，胆汁うっ滞に伴いビリルビン，AST，ALT，γ-GTP値などの肝機能値上昇，および血清アミラーゼ，リパーゼ，エラスターゼⅠなどの膵酵素値上昇がみられる。

超音波診断の流れ

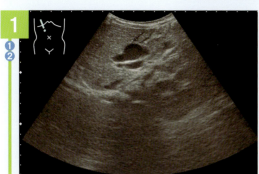

① 径　　肝外胆管 22mm
　　　　拡張あり（肝内・肝外）・拡張なし
② 形状　円筒状・紡錘状・囊腫状

☐ 肝外胆管に拡張あり
☐ 形状は囊腫状

First choice　肝外胆管結石，先天性胆道拡張症（総胆管囊腫），その他の胆管拡張を示す疾患

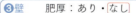

③ 壁　　肥厚：あり・なし

☐ 壁の肥厚は認めない

Second choice　肝外胆管結石，先天性胆道拡張症（総胆管囊腫）

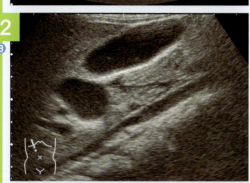

④ 内部病変　エコー　：あり・なし
　　　　　　音響陰影：あり・なし

☐ 肝外胆管の内部に腫瘍や結石を示すエコー像はみられない

Last choice　先天性胆道拡張症（総胆管囊腫）

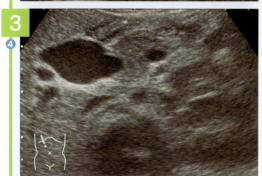

❖ 超音波診断のまとめ

　症例は3歳女児である。肝門部にみられる囊腫状病変の所在を観察すると，胆管との連続性がみられたため肝外胆管と判断できた。胆嚢の描出もできた。総胆管が拡張し囊腫状を呈していたが，腫瘍や結石の合併は認めなかった。これらの所見から，先天性胆道拡張症（総胆管囊腫）を疑った。

❖ 診断　肝外胆管に囊腫状の拡張を認めた先天性胆道拡張症（総胆管囊腫）

症例 ①

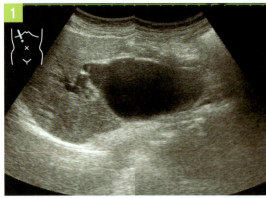

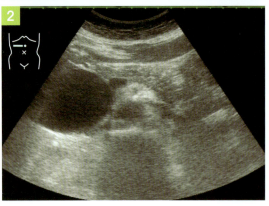

- 60歳代，女性
- 検査目的：腹痛と右上腹部腫瘤を訴え受診。血液生化学検査でAST，ALT，γ-GTP値などの肝機能値の上昇がみられた。原因検索のため超音波検査を施行。

胆管の超音波像

❶径	肝外胆管径50mm（拡張あり）
❷形状	嚢腫状
❸壁	肥厚なし
❹内部病変	異常なし

❖超音波診断のまとめ

　右季肋部に限局した腫脹を触知した。無エコー域が腫大した胆嚢であるかのように描出されたが，周囲を丁寧に観察すると，胆嚢はこれとは別に確認できた。腫大した無エコー域は嚢腫状を示しており，その頭側は肝門部で胆管と交通し，尾側は膵内まで観察された。結石や腫瘍の存在を認めないことからも先天性胆道拡張症を考慮し，なかでも肝外胆管の嚢腫状拡張より総胆管嚢腫を疑った。

❖診断　**肝外胆管に嚢腫状の拡張を認めた先天性胆道拡張症（総胆管嚢腫）**

🔍 先天性胆道拡張症の超音波診断のポイント

胆管の径	総胆管が最も拡張した部位を計測。年齢により胆管径が変化することに注意
拡張の部位	総胆管の拡張を含める。同時に肝内胆管が拡張している例も先天性胆道拡張症とする
拡張の形態	嚢腫状と紡錘状の2つに分ける。嚢腫状の拡張は十二指腸側に狭小部がみられ，胆管の先細りとして描出される
膵胆管合流異常	膵胆管合流異常の有無の確認は，先天性胆道拡張症を判読するうえで必須

注）超音波検査が胆管の上下径を計測するのに対し，胆道造影では胆管内圧が上昇した状態で胆管の左右径をみる。そのため，両検査では計測値に相違がみられる。
日本膵・胆管合流異常研究会，他．先天性胆道拡張症の診断基準．胆道 2015；29（5）：870-3より作成

症例 ❷

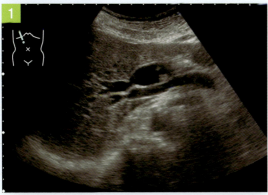

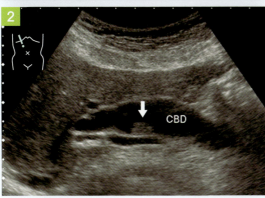

CBD：総胆管

- 70歳代，女性
- 検査目的：肝障害が指摘されていたが放置。右季肋部痛が生じたため受診。血液生化学検査にて肝機能障害がみられ，原因検索のため超音波検査を施行。

胆管の超音波像

❶径	肝外胆管径20mm（拡張あり），肝内胆管に軽度拡張あり
❷形状	紡錘状
❸壁	肥厚あり。肝外胆管に限局した隆起性病変あり
❹内部病変	10mmの等エコー病変あり。音響陰影を伴わない

❖ 超音波診断のまとめ

　肝内胆管は軽度の拡張にとどまるが，肝外胆管は最大20mmに拡張していた。紡錘状に拡張していることから先天性胆道拡張症，なかでも総胆管嚢腫と考えられた。観察を進めると，壁から発生する限局した等エコー病変がみられ，移動性はなく，悪性腫瘍の存在も疑われた。これらの所見から，総胆管嚢腫に合併した隆起性病変の存在が疑われた。

❖ 診断　悪性の隆起性病変を合併した先天性胆道拡張症（総胆管嚢腫）

🔍 膵胆管合流異常

- 先天性胆道拡張症は膵胆管合流異常を高率に合併する。膵胆管合流異常とは，膵管と胆管が十二指腸壁外で合流する先天性の奇形である。胆管と膵管の共通管が長いか，あるいは異常な形で合流するため，Oddi（オッディ）括約筋の作用が膵胆合流部に及ばない。
- このため，膵液と胆汁が相互に混入して逆流が生じ，胆道と膵にさまざまな病態を引き起こす。例えば，膵液が胆道内へ逆流すると胆道癌の発生頻度が高くなり，胆汁の膵管内への逆流は膵炎の原因となる。
- 膵胆管合流異常は，あくまでも先天的なものであり，後天的な要因によるものは除外する。

症例 ❸

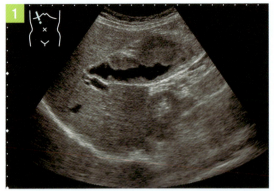

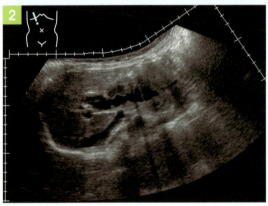

- 40歳代，女性
- 検査目的：背中の張りと疲れやすさを主訴として近医を受診し，膵頭部付近に腫瘤を指摘された。精密検査の目的で超音波検査を施行。

胆管の超音波像

❶径	肝外胆管径40mm（拡張あり）
❷形状	紡錘状
❸壁	肥厚あり。肝外胆管の広範囲に隆起性病変あり
❹内部病変	低～等エコーを示す病変あり。音響陰影は伴わない

✥ 超音波診断のまとめ

　右季肋部に描出された低～等エコー像が，腫瘤が合併した胆嚢像かのようにみえた。しかし，このエコー像は頭側で胆管と交通し，尾側は膵内へ走行していることが確認されたため，胆嚢ではなく肝外胆管であると判断された。この肝外胆管は紡錘状に高度拡張をきたしており，胆管壁には広い範囲に隆起性病変を認めた。これらの所見から，腫瘤を合併した先天性胆道拡張症（総胆管嚢腫）を疑った。

✥ 診断　腫瘤が合併し肝外胆管に拡張をきたした先天性胆道拡張症（総胆管嚢腫）

🔍 Ｉ型の先天性胆道拡張症を胆嚢と誤判読しないために

- 症例❸はＩ型の先天性胆道拡張症（総胆管嚢腫）である。肝外胆管の高度拡張を特徴とするため，右季肋部に嚢腫状あるいは紡錘状像として描出されると，胆管があたかも胆嚢であるかのようにみえる。
- 胆管であれば，上流および下流にて交通性が確認できるため，病変周囲の連続性を追うことにより胆嚢との判別が可能となる。

GB：胆嚢
CBD：総胆管

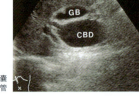

146

先天性胆道拡張症の分類

表1. Alonso-Lej分類…肝外胆管拡張を分類

Ⅰ型	総胆管と総肝管の拡張を示すもの。頻度が高い
Ⅱ型	総胆管の拡張はないが、壁の一部が憩室様に拡張したもの
Ⅲ型	十二指腸壁内の総胆管末端部に限局性の拡張を示すもの

Alonso-Lej F, et al. Congenital choledochal cyst,with a report of 2, and an analysis of 94, cases. Int Abstr Surg 1959；108：1-30 より引用

表2. 戸谷分類…肝内胆管拡張の有無を加味した分類

Ⅰ型	総胆管の嚢状拡張を呈するもの
Ⅱ型	総胆管憩室
Ⅲ型	十二指腸内に総胆管拡張が逸脱（十二指腸壁内の総胆管末端部が拡張）したもの
Ⅳ型	Ⅰ型に肝内胆管の拡張を伴うもの
Ⅴ型	肝内胆管のみに拡張を伴うものでCaroli病ともよばれる

注）戸谷分類では、総胆管が限局的に拡張するIa型とIc型、肝内と肝外胆管が拡張するⅣ-A型は頻度が高く、ほぼ全例に膵胆管合流異常を合併するとしている。

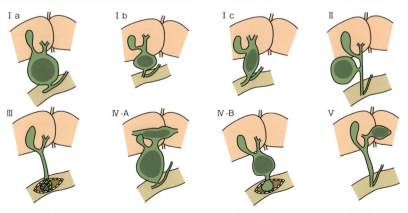

戸谷拓二．先天性胆道拡張症の定義と分類．胆と膵1995；16（9）：715-7より転載

到達目標 Caroli病の疾患概念と超音波像を説明できる □□□

Caroli病
カロリー

胆管の超音波像
- ❶ 径　　　　肝内胆管の拡張あり。肝外胆管は正常（ときに軽度拡張あり）
- ❷ 形状　　　囊腫状。多発性
- ❸ 壁　　　　肥厚なし
- ❹ 内部病変　なし（ときに結石や腫瘍，胆泥を示すエコー像あり）

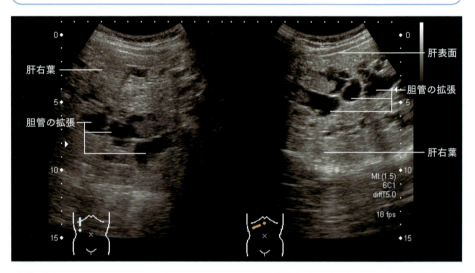

病態生理
- 肝内胆管に多発性の囊腫状拡張をきたす疾患であり，先天性胆道拡張症に属す。肝両葉にびまん性にみられることが多い。
- 日本でCaroli病として報告されているものは，先天性肝線維症を伴う症例が多い。欧米では先天性肝線維症を伴うものをCaroli syndrome，伴わないものをCaroli diseaseとして区別している。
- 小児から青年期までに好発し，男女差はみられない。

臨床所見
- 胆道感染を合併した場合には，腹痛や発熱がみられる。
- 先天性肝線維症により門脈圧亢進をきたすと，肝硬変，食道静脈瘤，脾腫などがみられる。
- 肝内胆管結石や胆管炎などの胆道疾患，肝膿瘍や肝腫瘍などの肝疾患，海綿腎や囊胞腎などの腎疾患が合併すると，それぞれに付随した症状が現れる。

Caroli病と先天性胆道拡張症
- Caroli病は，先天性胆道拡張症における戸谷分類Ⅴ型に相当し（p147参照），肝内胆管の拡張を示す。肝外胆管は拡張なし，もしくは軽度である。

超音波診断の流れ

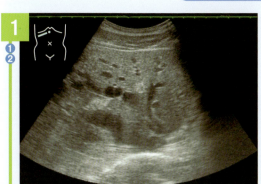

❶径 肝内胆管5～25mm
肝外胆管5mm
拡張あり(肝内・肝外)・拡張なし
❷形状 円筒状・紡錘状・囊腫状

☐ 肝内胆管に拡張あり。肝外胆管は異常なし
☐ 形状は紡錘状と囊腫状が多発

First choice 良性の胆管狭窄症，閉塞性黄疸，肝門部癌，Caroli病

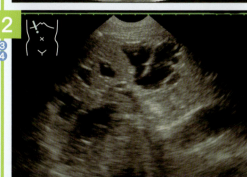

❸壁 肥厚：あり・なし
❹内部病変（肝内胆管）
　エコー　：あり・なし
　音響陰影：あり・なし

☐ 壁の肥厚は認めない
☐ 胆管内は無エコー

Second choice 良性の胆管狭窄症，Caroli病

❹内部病変（肝外胆管，胆囊）
　エコー　：あり・なし
　音響陰影：あり・なし

Last choice Caroli病

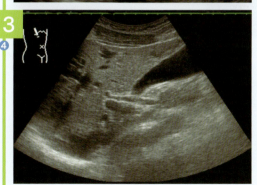

❖ 超音波診断のまとめ

　肝両葉に胆管拡張があり，その径は5～25mmと幅のある変化を示す。形状は単純な円筒状ではなく，紡錘状から囊腫状に拡張していた。そのため，それぞれの胆管の連続性を追求することが容易ではなかった。肝外胆管や胆囊には異常がみられない。これらの所見から，先天性胆道拡張症のうち肝内胆管のみに拡張がみられるCaroli病を疑った。

❖ 診断　肝内胆管拡張を示す先天性胆道拡張症（Caroli病）

症例 ①

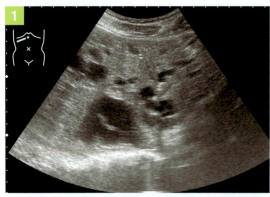

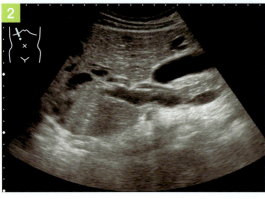

- 30歳代，男性
- 検査目的：ときどき心窩部に不快感があったが，他には症状はなく放置。心窩部痛が出現し，発熱を機に受診。原因検索のため超音波検査を施行。

胆管の超音波像

❶径		両葉の肝内胆管に拡張あり。肝外胆管は異常なし
❷形状		紡錘状，嚢腫状
❸壁		肥厚なし
❹内部病変		異常なし

上：肝左葉～右葉
下：肝右葉

✥超音波診断のまとめ

　肝両葉に嚢腫状病変が多発し，45mmと大きなものもみられた。拡張した胆管を考えたが，無エコー像どうしの連続性を明らかにすることは容易ではなかった。肝外胆管と胆嚢は正常パターンを呈している。これらの所見より，先天性胆道拡張症のうち肝内胆管のみに拡張をきたすCaroli病を疑った。

✥診断 肝内胆管拡張をきたした先天性胆道拡張症（Caroli病）

症例 ❷

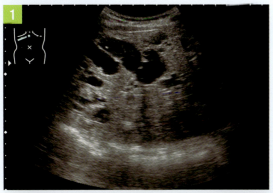

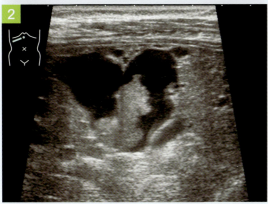

- 30歳代，男性
- 検査目的：Caroli病の経過観察中。心窩部に不快感はあるものの他に症状はみられない。定期検査として超音波検査を施行。

胆管の超音波像

❶径	肝内胆管に拡張あり（右葉のみ）
❷形状	紡錘状。多発性
❸壁	肥厚なし
❹内部病変	均一な構造でやや高エコーを示す病変あり。不整形。音響陰影は伴わない

✥超音波診断のまとめ

　もともとCaroli病を患っており，肝右葉に多発する紡錘状の胆管拡張が認められた。高周波プローブを用いてさらに観察を進めると，拡張した胆管内に，均一な構造でやや高エコーを示す病変が描出された。形状は不整形で，移動性はみられない。これらの所見および心窩部の不快感を鑑みて，Caroli病の経過観察中にみられる腫瘍あるいは胆泥の合併を疑った。後日の検査にて，胆泥塊であることが確認された。

✥診断　胆泥塊を伴ったCaroli病

到達目標 胆道気腫の超音波像と原因について説明できる □□□

胆道内空気(胆道気腫)

胆管の超音波像
1. 径　　　　拡張なし（ときに基礎疾患による拡張あり）
2. 形状　　　円筒状
3. 壁　　　　肥厚なし
4. 内部病変　多重反射と音響陰影を伴う高エコー像あり。体位変換による移動性あり

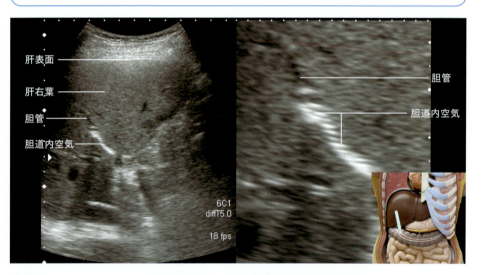

病態生理
- 胆道内空気とは，本来であれば胆汁によって満たされているはずの胆道内に，消化管ガスが混入した状態をいう。胆道気腫あるいは胆管内ガスともよばれる。
- 消化管ガス混入の原因は，内視鏡的処置や外科的手術を契機とする医原性要因と，手術歴はなく胆管と消化管の瘻孔を形成する疾患によるものがある。

臨床所見
- 胆道内空気の原因疾患に相当した症状がみられるが，胆道内への空気混入のみであれば，無症状のこともある。
- これまで見えていた胆道内空気が消失したときは，消化管ガス混入の原因となっている十二指腸乳頭部，あるいは消化管との瘻孔部の閉塞や感染を伴っていることもある。

胆道内空気を生じる要因

医原性によるもの	疾患によるもの
内視鏡的十二指腸乳頭括約筋切開術（EST） 内視鏡的逆行性胆道膵管造影（ERCP） 内視鏡下によるステント挿入（ERBD） 胆道系や膵頭部の手術 総胆管空腸吻合・胆嚢切除術　など	瘻孔（胆嚢十二指腸瘻，胆嚢空腸瘻） 腫瘍浸潤 ガス産生菌による胆道感染　など

超音波診断の流れ

1

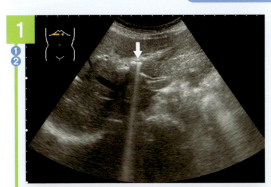

❶径　　拡張あり（肝内・肝外）・[拡張なし]
❷形状　[円筒状]・紡錘状・嚢腫状

☐ 胆管径は正常範囲
☐ 形状は円筒状
[First choice]　正常な胆管

❸壁　　肥厚：あり・[なし]
❹内部病変（肝内胆管）
　　エコー　　：[あり]・なし
　　多重反射　：[あり]・なし
　　音響陰影　：[あり]・なし
　　移動性　　：[あり]・なし

2

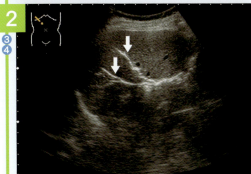

☐ 壁の肥厚は認めない
☐ 肝内胆管に多重反射と音響陰影を伴う高エコーあり（矢印）
☐ 体位変換による移動性あり
[Second choice]　胆道内空気，胆管結石

❹内部病変（肝外胆管）
　　エコー　　：[あり]・なし
　　多重反射　：[あり]・なし
　　音響陰影　：[あり]・なし
　　移動性　　：[あり]・なし

3

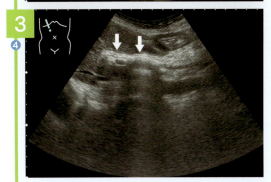

☐ 肝外胆管に連続性のある高エコーがみられる
☐ 多重反射と音響陰影を伴う
☐ 体位変換による移動性あり
[Last choice]　胆道内空気

❖超音波診断のまとめ

　肝両葉の胆管に沿って高エコーを示す病変がみられる。左葉ではこの高エコーが散見される程度であるが，右葉では連続性が認められ，胆管内に描出されている。高エコーの後方に多重反射を伴うことと，体位変換によって移動性が得られることから，胆管結石は否定的である。肝外胆管内にも同様の高エコーがみられることから，胆道内空気を疑った。

❖診断　肝内胆管と肝外胆管内にみられる胆道内空気

症例 ①

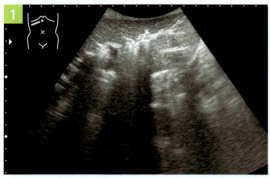

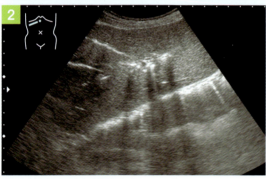

- 60歳代，男性
- 検査目的：過去に肝外胆管結石の治療のため内視鏡的逆行性胆道膵管造影（ERCP），内視鏡的十二指腸乳頭括約筋切開術（EST）を受けた。現在特に症状はないが，術後1年の経過観察のため超音波検査を施行。

胆管の超音波像

① 径　　　拡張なし
② 形状　　円筒状
③ 壁　　　肥厚なし
④ 内部病変　胆管内に高エコーあり。多重反射を伴う。体位変換による移動性あり

✤ 超音波診断のまとめ

　肝両葉の胆管の走行に一致する連続した高エコーが観察され，後方には多重反射を伴っていた。この高エコーは体位変換により重力方向とは逆へ移動した。また，この高エコーの影響により，背側の胆管壁を観察することはできなかったが，腹側からの観察では胆管拡張および壁肥厚はみられなかった。これらの所見および手術歴（ERCP，EST）から，胆道内空気の存在を疑った。

✤ 診断　肝両葉の胆管枝に沿って連続してみられた胆道内空気（医原性）

胆道内空気と門脈内ガスの鑑別に役立つ超音波像

- 胆管と門脈は，肝内で併走しているため，胆道内空気と門脈内ガスを見誤りやすい。下表に示すそれぞれの特徴像を判別に役立てる。

	胆道内空気	門脈内ガス
所在部位	肝内・肝外胆管，胆嚢	肝内・肝外門脈，肝実質
大きさ	点状～粒状，連続性	点状～粒状，広範囲
胆管径	拡張なし（基礎疾患により拡張あり）	拡張なし
エコーレベル	高エコー	高エコー
後方エコー	多重反射	認めず（門脈内）
	音響陰影	多重反射（肝実質）
移動性・形状変化	あり	あり

症例 ❷

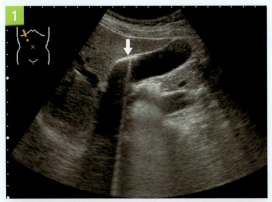

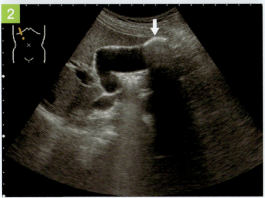

- 60歳代，男性
- 検査目的：過去に肝外胆管結石と胆管炎の治療のため，内視鏡的十二指腸乳頭括約筋切開術（EST）を受けた。今回，肝血管腫を指摘されたため超音波検査を施行。

胆管の超音波像

❶径	胆管と胆嚢の拡張なし
❷形状	胆管は円筒状。胆嚢は異常なし
❸壁	肥厚なし
❹内部病変	胆嚢内腔壁に沿った高エコーあり（❶の矢印）。多重反射を伴う。体位変換による移動性あり（❷の矢印）

❖ 超音波診断のまとめ

ESTの手術歴をもつ患者である。胆嚢を観察すると内腔壁に沿った高エコー病変がみられ，後方に多重反射を伴っていた。体位変換により重力方向とは逆への移動性がみられたため，壁の石灰化は否定された。これらの所見から，胆道内空気の存在を疑った。

❖ 診断　胆嚢内腔の壁に沿ってみられた胆道内空気（医原性）

🔍 胆道内空気を疑った際に留意すること

移動性の有無	検査中の体位変換や大きな呼吸により，胆道内空気が反重力方向へと移動するか否かを確認する
後方エコー・音響陰影の有無	胆道内空気があまりに小さいと，病変を示す高エコーの後方に多重反射や音響陰影がみられないこともあるため，小さな高エコーを見逃さないよう拡大画像などを活用して注意深く観察する
手術歴の有無	胆道系手術歴をもつ患者では，胆道内空気を生じやすい。検査中に患者の手術歴を尋ねることも診断の手がかりとなる

到達目標 胆道出血の超音波像と原因について説明できる ☐☐☐

胆道出血

胆管の超音波像
- ❶ 径　　　拡張あり（ときに拡張なし）
- ❷ 形状　　円筒状
- ❸ 壁　　　肥厚なし
- ❹ 内部病変　微細エコー。音響陰影なし。移動性なし

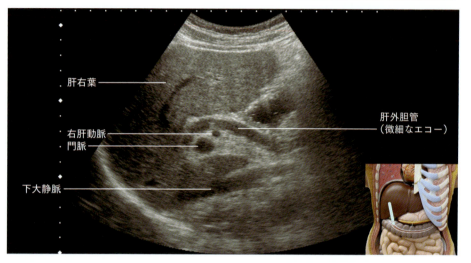

肝右葉
右肝動脈
門脈
下大静脈
肝外胆管（微細なエコー）

病態生理
- 血管と胆管が交通し，胆道に出血がみられる疾患である。
- 原因は，経皮経肝胆道造影およびドレナージ，内視鏡的逆行性胆道膵管造影（ERCP），肝生検，ラジオ波焼灼療法などの医原性の要因があげられる。
- この他の原因として，肝内胆管では外傷，肝壊死，悪性腫瘍など，肝外胆管では外傷，門脈海綿状変化，結石，胆管癌，肝動脈瘤など，胆嚢では出血性胆嚢炎，ポリープ，癌，結石などがある。

臨床所見
- 胆道出血の他，基礎疾患に伴う腹痛，黄疸，消化管出血などがみられることもある。
- ときに凝血塊が胆管を閉塞し，閉塞性黄疸の原因となりうる（p184参照）。
- 胆道感染の合併がある場合は，腹痛，発熱，および肝胆道系酵素値（AST，ALT，γ-GTPなど）の上昇をみる。

胆道出血が閉塞性黄疸を引き起こす理由
- 胆道出血により胆道内に生じた凝血塊が，胆汁の流れを阻害すると胆道閉塞を引き起こす。結石嵌頓と同様の機序により（p136参照），閉塞性の胆道拡張が黄疸の原因となる。
- 胆道出血の原因疾患の症状として，消化管出血による吐血，下血が多くみられる。胆道出血に伴う症状としては胆道疝痛，黄疸がよくみられ，心窩部違和感や圧迫感を伴うこともある。

超音波診断の流れ

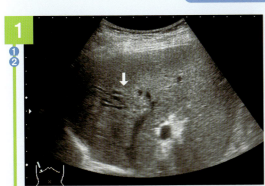

❶径 肝内胆管（前上区域枝）2〜3mm，肝外胆管6mm
  拡張あり（肝内・肝外）・拡張なし
❷形状 円筒状・紡錘状・嚢腫状

- 肝内胆管（前上区域枝）径に軽度の拡張あり（矢印）
- 肝外胆管径は拡張なし
- 形状は円筒状

First choice 胆管の拡張，肝内胆管癌，胆管への腫瘍浸潤

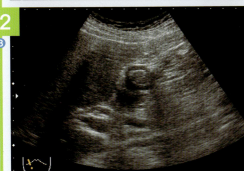

❸壁 肥厚：あり・なし

- 肝外胆管壁に肥厚は認めない
- 肝内胆管壁に浸潤あり

Second choice 胆管の拡張，肝内胆管癌，胆管への腫瘍浸潤

❹内部病変 エコー ：あり・なし
  音響陰影：あり・なし
  移動性 ：あり・なし

- 前上区域の病変は基礎疾患の肝細胞癌を示している
- 肝内胆管（前上区域枝）は腫瘍浸潤により軽度拡張がみられる
- 肝外胆管の内部は微細エコーで占められ，音響陰影と移動性を認めない

Last choice 胆道出血

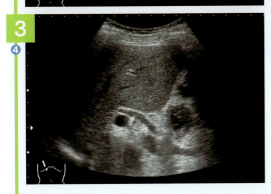

❖ 超音波診断のまとめ

前上区域に基礎疾患の肝細胞癌がみられる症例。同部の胆管に浸潤がみられ軽度の拡張を伴っていた。下流の胆管右枝から肝外にかけて，胆管内部が微細エコーで占められていた。音響陰影と移動性がみられないことから，感染胆汁や胆泥様の変化は除外された。主訴として下血があり，肝内胆管の腫瘍浸潤が観察されたことからも胆道出血を疑った。

❖ 診断　肝細胞癌の胆管浸潤による胆道出血

症例 ①

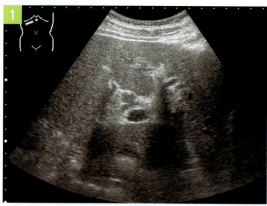

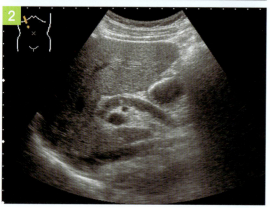

- 70歳代，男性
- 検査目的：肝細胞癌治療のため動脈塞栓術（TAE）を受ける目的で入院中。胆管結石の既往歴あり。持続する心窩部痛，右季肋部痛の原因検索のため超音波検査を施行。

胆管の超音波像

❶径	肝外胆管径7mm
❷形状	円筒状
❸壁	肥厚なし
❹内部病変	微細エコーあり。音響陰影を伴わない。移動性なし

✦超音波診断のまとめ

　右肋弓下走査で肝門部を観察すると，総肝管から肝外胆管にかけて微細エコーで占められていた。この微細エコー病変に音響陰影と移動性は認めず，胆管壁の肥厚もみられない。充実性腫瘍とは異なるエコーレベルであること，基礎疾患として肝細胞癌が存在することを考慮し，胆道出血を疑った。

✦診断　胆管内に微細エコーが充満してみられた胆道出血

MEMO

到達目標　胆道回虫迷入症の超音波像と原因について説明できる　□□□

胆道回虫迷入症

胆管の超音波像
❶ 径　　　肝外胆管に軽度拡張あり
❷ 形状　　円筒状
❸ 壁　　　肥厚なし
❹ 内部病変　管腔構造を示す高エコー。inner tube sign（インナー チューブ サイン）。音響陰影を伴わない。移動性なし（ときに移動性あり）

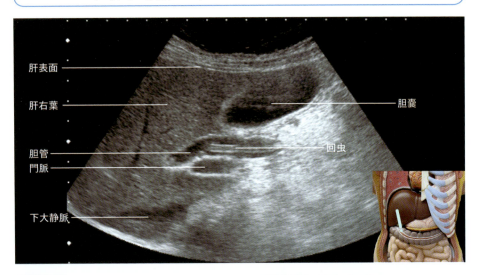

病態生理
- 回虫症とは，回虫とよばれる寄生虫による感染症であり，胆道回虫迷入症とは，その回虫が十二指腸乳頭部より胆道内に迷入したものである。
- 最も多く迷入する部位は総胆管であり，次いで肝内胆管，胆嚢である。
- 日本では，衛生状態の向上により稀な感染症ではあるが，近年ブームとなっている有機栽培や，東南アジア方面への旅行を契機とした感染報告もみられている。

臨床所見
- 胆道内異物として，回虫が疝痛発作を引き起こすことがある。
- 回虫によって胆管の通過障害や閉塞が起こると，閉塞性黄疸，胆管炎，さらに膵炎，肝膿瘍なども合併する。
- 回虫が胆道内で死滅すると，残存した虫卵と虫体および殻皮を核として結石が形成されることがある。

🔍 回虫（*Ascaris lumbricoides*　アスカリス ルンブリコイデス）の特徴
- 成虫は大きいもので体長35cmにも達する。ミミズに似た線形動物であり，生殖能が高く毎日大量に産卵する。
- 回虫卵は熱に弱く，野菜などを加熱処理することにより安全に摂取できる。
- 回虫の感染経路についてはp162を参照。

超音波診断の流れ

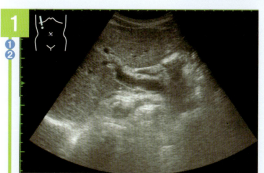

1
- ❶径　　肝外胆管8mm
  　　　　拡張あり（肝内・肝外）・拡張なし
- ❷形状　円筒状・紡錘状・嚢状

☐ 胆管径に軽度の拡張あり
☐ 形状は円筒状

First choice　肝外胆管の拡張を生じる各種疾患

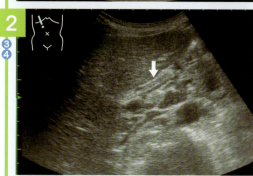

2
- ❸壁　　肥厚：あり・なし
- ❹内部病変（長軸像）
  　　　エコー　：あり・なし
  　　　音響陰影：あり・なし

☐ 壁の肥厚は認めない
☐ 高エコー病変は音響陰影を伴わない。管腔構造像を示し，移動性は認めない
☐ 平行な2本の線状高エコー（inner tube sign）がみられる（矢印）

Second choice　胆泥，胆道回虫迷入症，胆管ステント

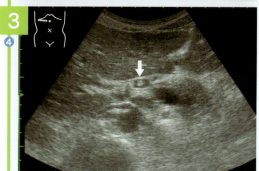

3
- ❹内部病変（短軸像）
  　　　エコー　：あり・なし
  　　　音響陰影：あり・なし

☐ 短軸像でも胆管内の線状高エコーがみられる（矢印）

Last choice　胆道回虫迷入症

❖ 超音波診断のまとめ

　肝外胆管に円筒状の拡張がみられる。胆管壁の肥厚はない。拡張した胆管の内腔に，管腔構造を示す高エコー病変が認められ，音響陰影および移動性は伴わない。同部を長軸および短軸像にて詳細に観察すると，いずれにおいても，平行な2本の線状エコー（inner tube sign）が描出された。これらの所見から，回虫により胆管拡張をきたす胆道回虫迷入症を疑った。

❖ **診断**　肝外胆管内にinner tube signとして観察された胆道回虫迷入症

症例 ❶

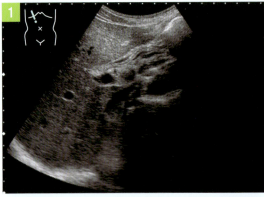

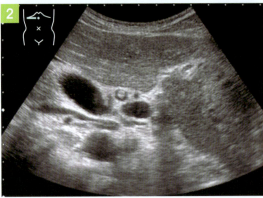

- 60歳代，男性
- 検査目的：右季肋部痛が突然出現したため受診。他に特記すべき既往歴，症状はない。痛みの原因を探るため超音波検査を施行。

胆管の超音波像

❶	径	肝外胆管8mm（軽度拡張あり）
❷	形状	円筒状
❸	壁	肥厚なし
❹	内部病変	胆管内に管腔構造像あり。音響陰影を認めない。移動性なし。inner tube sign あり

❖ 超音波診断のまとめ

肝外胆管径は軽度の拡張がある。胆管壁には異常を認めないが，胆管内部に高エコーの管腔構造が細長く描出された。短軸像でも同様に，平行な2本の線状エコー（inner tube signの断面像）が確認された。患者に胆管ステントなどの胆道系治療歴はなく医原性疾患は否定的である。これらの所見から，回虫により胆管拡張をきたす胆道回虫迷入症を疑った。

❖ 診断　肝外胆管内に細長いinner tube signを認めた胆道回虫迷入症

回虫の感染経路と生活史

- 経口感染である。野菜などへの付着，または農作業中に手指に付着した回虫卵が原因となる。
- 産卵直後は未熟卵であり，その後成熟卵となる。成熟卵が孵化し，幼虫が生まれやがて成虫となる。体内に寄生するのは，腸管にて成熟卵から孵化した場合であり，未熟卵は糞便とともに排出される（その後，再び野菜などに付着しヒトに感染するというサイクルを繰り返す）。
- 幼虫は，腸管→門脈→肝→心臓→肺→気管支→咽頭→消化管と体内をたどりながら成長し，やがて成虫となる。それぞれの臓器で通過障害や穿孔を引き起こし，各種症状の原因となる。

回虫の観察

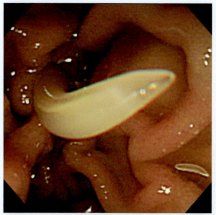

■ 内視鏡的逆行性胆道膵管造影（ERCP）による虫体の発見
● 十二指腸乳頭部側に乳白色の虫体の一部が観察され，回虫が疑われた。

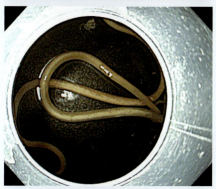

■ 摘出された虫体
● 径は細く，口径不同もなく，回虫と考えられた。

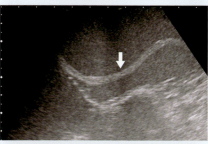

■ 回虫の水槽実験1
● 回虫が，水槽でどのように描出されるのかを実験した（水槽実験）。通常のコンベックスプローブによる観察では，高エコーの細長いチューブ像として描出された。

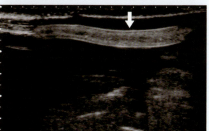

■ 回虫の水槽実験2
● 高周波プローブで視野深度を3cm弱と設定し強拡大で観察した。管腔構造物として観察されたが，内腔は無エコーではなく虫体の内部構造を反映するエコー像がみられ，回虫の壁も鮮明に描出された。

胆管 ⑦ 胆道回虫迷入症

到達目標 胆管癌の超音波像を説明できる □□□

8 胆管癌

胆管の超音波像
① 径　　　肝内あるいは肝外胆管に拡張あり
② 形状　　円筒状
③ 壁　　　限局性の肥厚あり
④ 内部病変　等エコー。音響陰影は伴わず。移動性なし

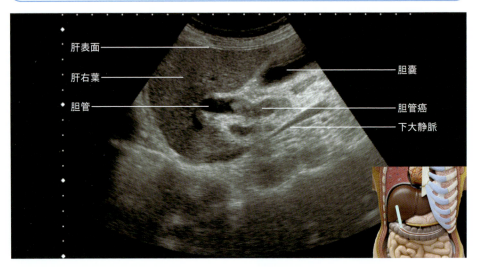

病態生理
- 胆管上皮から発生する悪性腫瘍であり，発生部位により肝門部胆管癌，肝外胆管癌，肝内胆管癌に分類される（肝内胆管癌は肝細胞癌とともに原発性肝癌として扱われるため，本書では解説を省略する）。
- 『胆道癌取扱い規約（第6版）』において肉眼的に乳頭型，結節型，平坦型に分類され，それぞれ膨張型，浸潤型がある。発生頻度は結節型が多く，次いで浸潤型，乳頭型となる。発生部位は肝門部に多い。
- 発症リスク因子として，胆管拡張型の膵胆管合流異常，原発性硬化性胆管炎があげられる。

臨床所見
- 胆管癌では，黄疸，上腹部痛，全身倦怠感，食欲不振，Courvoisier徴候などがみられる。
- 腫瘍などによって胆管が閉塞すると，胆汁を十二指腸へ排出できなくなる。その結果，胆管内圧が上昇し，胆汁が血管系へ逆流する。このため血中ビリルビン濃度が上昇し，黄疸が現れる。これを閉塞性黄疸という（p184参照）。
- 閉塞性黄疸の臨床所見は，皮膚黄染の他，灰白色便，濃染尿，皮膚瘙痒感などがあり，胆管癌でもこれらの症状をみることがある。

Courvoisier徴候
- 胆管閉塞により胆汁が胆嚢に充満し，胆嚢腫大が起こる無痛性の徴候である。胆管癌，乳頭部癌，膵癌などでみられ，体表から緊満した胆嚢を触れることができる。

超音波診断の流れ

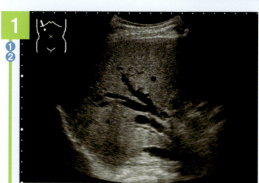

1
- ❶径　　肝内胆管 5〜9mm
　　　　　肝外胆管 6〜10mm
　　　　　拡張あり（肝内・肝外）・拡張なし
- ❷形状　円筒状・紡錘状・嚢腫状

☐ 肝内と肝外ともに胆管径の拡張あり
☐ 形状は円筒状
First choice 肝外胆管結石，胆管癌，膵頭部癌

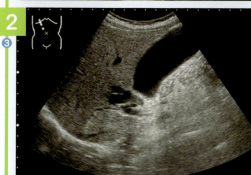

2
- ❸壁　　肥厚：なし・あり

☐ 胆管壁に限局性肥厚あり
Second choice 肝外胆管癌

- ❹内部病変　エコー　：あり・なし
　　　　　　音響陰影：あり・なし

☐ 胆管内部に等エコー病変あり。音響陰影なし
☐ 移動性なし
☐ 病変が胆管内を占めるように存在する
Last choice 肝外胆管癌

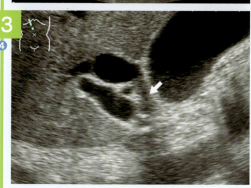

3

❖ **超音波診断のまとめ**
　肝内胆管が拡張し，肝門部で左右肝管の交通性がみられた。拡張した胆管を肝外へ追求すると合流直後に途絶していた。また，肝外胆管内を占める病変が観察された。この病変は壁から発生するように描出され，音響陰影と移動性はなく充実性腫瘍と考えられた。これらの所見から，胆管癌を疑った。

❖ **診断**　胆管の途絶と充実性腫瘍が描出された肝外胆管癌

症例 ①

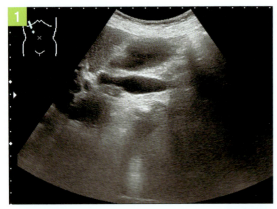

- 80歳代，男性
- 検査目的：尿の濃染に気づき受診。血液生化学検査にて胆道系酵素値の上昇がみられたため，原因検索の目的で超音波検査を施行。

胆管の超音波像

❶径	肝外胆管10～15mm（拡張あり）
❷形状	円筒状
❸壁	限局性の肥厚あり
❹内部病変	胆管途絶部に等エコー病変あり。音響陰影は伴わず。移動性なし

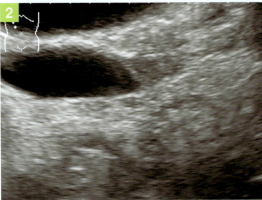

✥超音波診断のまとめ

　肝外胆管に拡張がみられた。拡大画像にて観察すると，この胆管は途絶しており，同部に15mmほどの等エコー病変が認められた。この病変は胆管壁から発生し，胆管内腔の充実性腫瘤像として描出された。これらの所見から，胆管癌を疑った。なお，黄疸症状の原因は，胆管癌による胆管閉塞と考えられた。

✥診断 胆管の途絶と充実性腫瘤が描出された肝外胆管癌

症例 ❷

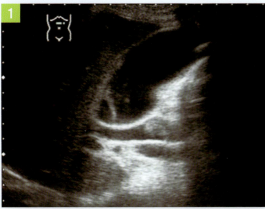

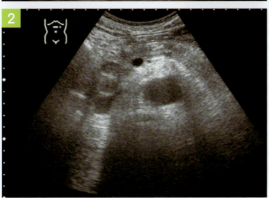

- 80歳代，男性
- 検査目的：顔の黄染と右季肋部の腫れに気づき近医を受診し，黄疸を指摘された。発熱はないが，血液生化学検査では胆道系酵素値の上昇を認めた。原因検索のため超音波検査を施行。

胆管の超音波像

❶径	肝外胆管10〜12mm（拡張あり）
❷形状	円筒状
❸壁	限局性の肥厚あり
❹内部病変	胆管途絶部に等エコー病変あり。長軸像では腫瘤様に，短軸像では結節型エコー像として認める。音響陰影は伴わず。移動性なし

❖ 超音波診断のまとめ

　肝外胆管に拡張がみられ，胆嚢腫大もみられた。拡張した肝外胆管に沿って観察すると，胆管内に等エコー病変が認められた。消化管ガスの影響により胆管全体像の把握は難しいが，胆泥あるいは腫瘤の存在が考慮された。さらに心窩部横走査にて膵内胆管を観察すると，同部に胆管内腔を占める腫瘤像が観察され，これが胆管拡張および黄疸の原因であると考えられた。この等エコーを示す腫瘤像は音響陰影を伴わず，移動性や形状変化もないため，胆泥は除外された。これらの所見から，胆管癌を疑った。

❖ 診断　胆泥と鑑別を要した肝外胆管癌

症例 ③

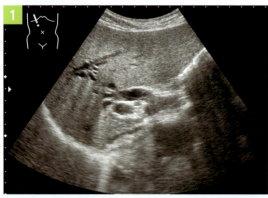

- 90歳代，男性
- 検査目的：尿の濃染に気づき近医を受診し，肝内胆管の拡張を指摘された。黄疸の原因検索および精密検査のため超音波検査を施行。

胆管の超音波像

❶径	肝外胆管11mm（拡張あり）
❷形状	円筒状
❸壁	限局性の肥厚あり
❹内部病変	等エコー病変あり。音響陰影は伴わず。移動性なし

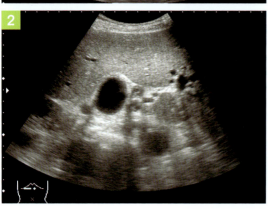

✤超音波診断のまとめ

肝内だけではなく，肝外胆管にも拡張がみられた。この肝外胆管を詳細に観察すると，内腔が等エコー病変で占められ同部で胆管が途絶していた。黄疸症状はこの胆管閉塞によるものと考えられた。心窩部横走査でも，胆管内腔の壁から発生する等エコー病変が描出され充実性腫瘤を考えた。これらの所見から，胆管癌を疑った。

✤診断 胆管に途絶と充実性腫瘤が描出された肝外胆管癌

胆管癌でみられる超音波像（1）

胆嚢腫大	・腫瘍が三管合流部より下流にある場合，胆汁が胆嚢まで流れ込むため，胆嚢内圧が上昇し胆嚢が腫大する ・つまり，黄疸がみられ，胆嚢腫大があれば，三管合流部より下流に腫瘍による閉塞部位があると推測できる
胆嚢虚脱	・腫瘍が三管合流部より上流にある場合，胆汁が胆嚢まで流れ込まないため，胆嚢内圧が上がらず，胆嚢の虚脱がみられる ・つまり，黄疸がみられ，胆嚢虚脱を認めれば，三管合流部あるいは合流部より上流に腫瘍による閉塞部位があると推測できる

症例 ❹

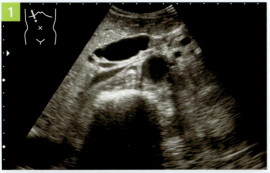
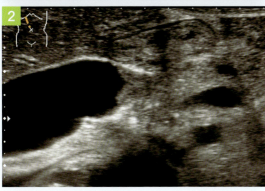

- 70歳代，女性
- 検査目的：以前より食欲不振と心窩部の不快感があった。さらに黄疸に気づいたため受診。原因検索のため超音波検査を施行。

胆管の超音波像

❶径	肝外胆管18mm（拡張あり）
❷形状	円筒状
❸壁	限局性の肥厚あり
❹内部病変	等エコー病変あり。音響陰影は伴わず。移動性なし

✣ 超音波診断のまとめ

　肝外胆管に明らかな拡張がみられた。この胆管を詳細に観察すると，内腔に等エコー病変がみられ，同部で胆管が途絶していた。拡大像では，この病変が胆管壁から発生する充実性腫瘤像であることが認められ，胆管閉塞が確認できた。これらの所見から，胆管癌を疑った。

✣ 診断　充実性腫瘤による胆管閉塞がみられた肝外胆管癌

🔍 胆管癌でみられる超音波像（2）

テーパリング（tapering）	・胆管癌の特徴的な超音波所見である。taperingとは「先細り」を意味する ・特に肝門部胆管癌では，拡張した胆管が徐々に細く収束するように観察され，これを「胆管癌でみられる胆管のtapering」と表現している ・腫瘍が胆管内を這うように増殖していることを映し出している
泣き別れ	・腫瘍進展などにより胆管が途絶すると，左右胆管が肝門部で合流できなくなる。本来，肝門部で合流した状態で描出されるべき左右肝管が，それぞれ独立した像として描出されることから「泣き別れ」と命名されている
ショットガンサイン（shotgun sign）	・肝外胆管癌のように胆管閉塞を起こす疾患では，肝外胆管が門脈本幹と同等あるいはそれ以上に拡張し，両者が平行に走行する像として観察される ・この様子が二連銃（shotgun）を連想させることから命名されている

胆管癌の記載法 — 胆道癌取扱い規約（第6版）から胆管癌を理解する

1. 腫瘍の占居部位，原発部位

肝外胆道系の区分に従い記号で表記する
- 腫瘍が単一の領域のみにある場合　➡　その記号で表す
- 腫瘍が2つ以上の領域にまたがる場合　➡　主な占居部位から順に記載し，占居部位が同等ならハイフンで結ぶ（例：腫瘍が肝門部領域胆管と遠位胆管を同等に占居し，それが胆嚢管に浸潤している場合Bp-dC．主占居部位が遠位胆管で，それが肝門部領域胆管，膵頭部の順に占居する場合BdpPh．原発部位が明らかな場合は記号にアンダーラインを付し，不明の場合は主たる占居部位を原発部位とし，その旨をカッコ付けで付記）

2. 腫瘍の壁在部位

胆管壁の区分に従い表記する
- 腫瘍が単一の壁在部位にある場合　➡　各々を記号で表す（例：ra, la, rp, lp）
- 腫瘍が2つ以上の壁在部位に及ぶ場合　➡　主な部位を先に書き，同等ならハイフンで結ぶ（例：rarp, ra-rp）。腫瘍が全周の壁在部位ならcircと表記

3. 腫瘍の数と大きさ

- 非切除例　➡　腫瘍の大きさ（最大径×それと直交する径，mm）を記載
- 切除例　➡　胆管を切り開き，腫瘍の数と大きさ（最大径×それと直交する径，mm）を記載

4. 腫瘍の肉眼的分類

臨床診断ならびに病理診断をそれぞれの時期に判定して記載する。肉眼分類の基本は，(1)粘膜面からみた腫瘍の形態と高低であり，乳頭型，結節型，平坦型に分類され，(2)割面での所見から膨張型と浸潤型に分類される

a. 乳頭型：隆起の辺縁が周囲の粘膜から急峻に立ち上がるもの。乳頭状の腫瘍が主に粘膜内，上皮内腫瘍から構成されるものをいう。※超音波検査では，内腔への乳頭状の突出型を呈し，胆管内腔に等ないしやや高エコーレベルの塞栓状腫瘤として描出される
b. 結節型：隆起の辺縁が周囲の粘膜へなだらかに移行するものが多い。隆起が主に深部に浸潤した腫瘍成分から形成されているものをいう。※超音波検査では，内腔への突出型となり，胆管内腔に低エコーからやや高エコーレベルの腫瘤がみられる。胆管の閉塞部は逆U字の形状を呈することが多い
c. 平坦型：明瞭な隆起を形成しないもの。多くは浸潤型であり，膨張型のものは稀
d. その他の型：潰瘍型や低い顆粒状粘膜隆起型を形成するもの

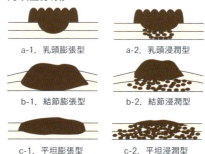

〔胆管癌の肉眼型分類〕

5．Japanese classification の記載法（T分類のみ抜粋）

T分類（主病巣の局所進展度）：肝門部領域癌と遠位胆管癌とで別々の規定に従い記載する

a．肝門部領域胆管癌（肝内腫瘤の有無にかかわらず肝門部領域胆管に主座のある癌）

Tx	腫瘍の評価が不能
T0	腫瘍が明らかでない
Tis	carcinoma in situ
T1a	癌の局在が粘膜層にとどまるもの
T1b	癌の局在が線維筋層にとどまるもの
T2a	胆管壁を超えるが他臓器への浸潤なし
T2b	肝実質浸潤を認める
T3	胆管浸潤優位側の門脈あるいは肝動脈浸潤
T4a	浸潤が両側肝内胆管二次分枝に及ぶ
T4b	門脈本幹あるいは左右分枝への浸潤

b．遠位胆管癌（遠位胆管に首座のある癌）

Tx	腫瘍の評価が不能
T0	腫瘍が明らかでない
Tis	carcinoma in situ
T1a	癌の局在が粘膜層にとどまるもの
T1b	癌の局在が線維筋層にとどまるもの
T2	胆管壁を超えるが他臓器への浸潤なし
T3a	胆嚢，肝臓，膵臓，十二指腸，他の周囲臓器浸潤
T3b	門脈本幹，上腸間膜静脈，下大静脈などの血管浸潤
T4	総肝動脈浸潤，腹腔動脈浸潤，上腸間膜動脈浸潤

日本肝胆膵外科学会編．臨床・病理胆道癌取扱い規約．第6版，金原出版，2013より転載

到達目標 乳頭部癌の超音波像を説明できる □□□

9 乳頭部癌

胆管の超音波像
1. 径　　　肝外胆管に拡張あり（あるいは肝内から肝外にかけて拡張あり）
2. 形状　　円筒状
3. 壁　　　肥厚なし
4. 内部病変　十二指腸乳頭部に等エコーあり。移動性なし
5. その他　膵管の拡張あり

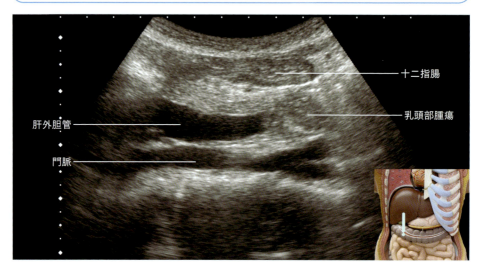

十二指腸
乳頭部腫瘍
肝外胆管
門脈

病態生理
- 十二指腸乳頭部〔乳頭部胆管，乳頭部膵管，共通管部，大十二指腸乳頭の総称（p11参照）〕に発生する上皮性悪性腫瘍である。
- 胆管および主膵管の出口である乳頭部が，腫瘍により閉塞すると胆汁流出が妨げられ，これが原因となり閉塞性黄疸，肝機能障害，膵炎，胆管炎などが起こる。
- 膵胆道系悪性腫瘍の中では比較的に予後良好である。しかし，膵実質内への浸潤がみられると膵癌と同様に予後が極めて悪い。

臨床所見
- 黄疸の出現と消失，腹痛，悪寒，発熱，全身倦怠感，Courvoisier徴候（p164参照）などがみられる。
- 無症状で経過するものもある。
- 中高年男性に多い。

乳頭部癌による閉塞性黄疸の特徴
- 乳頭部癌では，臨床経過とともに黄疸症状が改善することがある。これは，乳頭部の腫瘍が脱落，壊死することで閉塞が解除されることによる。また，浮腫の軽快で黄疸症状が治まることもある。

超音波診断の流れ

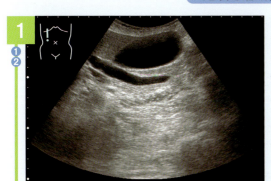

1
- ❶径　　肝外胆管9〜11mm
　　　　[拡張あり]（肝内・[肝外]）・拡張なし
- ❷形状　[円筒状]・紡錘状・嚢腫状

☐ 肝外胆管に拡張あり
☐ 形状は円筒状

First choice　肝外胆管の拡張を示す各種疾患，肝外胆管結石，胆管癌，膵頭部癌

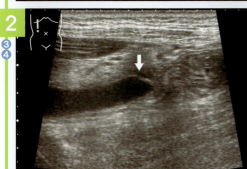

2
- ❸壁　　肥厚：あり・[なし]
- ❹内部病変（長軸像）
　　　エコー　：[あり]・なし
　　　音響陰影：あり・[なし]

☐ 肝外胆管の末端に腫瘤像あり（矢印）

Second choice　胆管癌，乳頭部癌

- ❹内部病変（短軸像：十二指腸乳頭部）
　　　エコー　：[あり]・なし
　　　音響陰影：あり・[なし]

☐ 腫瘤像は十二指腸と連続性あり（矢印）

Last choice　乳頭部癌

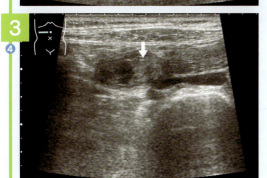

3

❖ 超音波診断のまとめ

　肝外胆管に円筒状の軽度拡張がみられたが，胆管内部と胆管壁に異常はなかった。この胆管を拡大像で観察したところ，末端部に等エコー像がみられ，同部で胆管閉塞が生じていた。さらに横走査で同部位を観察すると，胆管と膵管の合流部（十二指腸乳頭部）に，等エコーを示す腫瘤が描出された。これらの所見から，乳頭部癌を疑った。

❖ 診断　肝外胆管末端に腫瘤による閉塞を認めた乳頭部癌

症例 ①

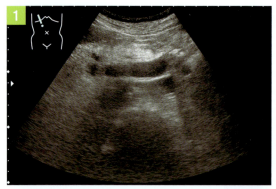

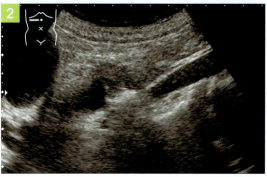

- 70歳代，男性
- 検査目的：尿の色が濃くなったことに気づき近医を受診し，胆嚢腫大と総胆管拡張を指摘された。黄疸の原因検索のため超音波検査を施行。

胆管の超音波像

❶径	肝外胆管13mm（拡張あり）
❷形状	円筒状
❸壁	肥厚なし
❹内部病変	十二指腸乳頭部付近に等エコー像あり。音響陰影は伴わない

❖超音波診断のまとめ

　肝外胆管に拡張がみられた。また，この胆管の末端部に等エコー像を認め，同部で胆管閉塞が生じており，これが黄疸症状の原因であると考えられた。さらに拡大像にて等エコー像が十二指腸と連続して描出され，消化管ガスも認めた。これらの所見から，乳頭部癌を疑った。

❖診断 肝外胆管末端に腫瘤による閉塞を認めた十二指腸乳頭部癌

乳頭部癌の記載法 ── 胆道癌取扱い規約（第6版）から乳頭部癌を理解する

1. 腫瘍の占居部位，原発部位
- 腫瘍が単一の領域のみにある場合 ➡ その記号で表す
- 腫瘍が複数の領域にまたがる場合 ➡ 主な占居部位から順に記載し，占居部位が同等ならハイフンで結ぶ（例：共通管から乳頭部胆管，遠位胆管に及ぶ場合AcBd。原発部位が明らかな場合は記号にアンダーラインを付す）

2. 腫瘍の数と大きさ
- 非切除例 ➡ 腫瘍の大きさ（最大径×それと直交する径，mm）を記載
- 切除例 ➡ 腫瘍の数と大きさ（最大径×それと直交する径，mm）を記載

3. 腫瘍の肉眼的分類
臨床診断ならびに病理診断をそれぞれの時期に判定して記載
- 切除例 ➡ 腫瘍の肉眼型は粘膜面からみた肉眼所見で分類し，割面の所見も参考にする
- 非切除例 ➡ 画像診断をもとに判定し記載
  a. 腫瘤型：非露出腫瘤型，露出腫瘤型
  b. 混在型：腫瘤潰瘍型（腫瘤優勢型），潰瘍腫瘤型（潰瘍優勢型）
  c. 潰瘍型
  d. その他の型：正常型，ポリープ型，特殊型
      注：腫瘤型のうち，癌が突出していなくても十二指腸側から癌腫がみえれば露出型とする

〔乳頭部癌の肉眼型〕

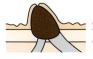   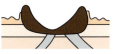

（非露出腫瘤型）　（露出腫瘤型）　　　　　（腫瘤潰瘍型）　（潰瘍腫瘤型）
　　　　a. 腫瘤型　　　　　　　　　　　　　　　b. 混在型

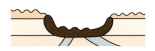

　　　　　　　　　　　　　　　　　　　　　（正常型）　（ポリープ型）
　　　　c. 潰瘍型　　　　　　　　　　　　　　d. その他の型

4. Japanese classification の記載法（局所進展度のみ抜粋）
主病巣の局所進展度はT分類で記載

Tx	腫瘍評価不能	T2	十二指腸浸潤
T0	腫瘍が明らかでない	T3a	5mm以内の膵実質浸潤
Tis	carcinoma in situ	T3b	5mmを越えた膵実質浸潤
T1a	乳頭部粘膜内にとどまる	T4	膵を越える浸潤あるいは周囲臓器浸潤
T1b	Oddi筋に達する		（注：組織学的な乳頭部各層の略称⇒粘膜層M，Oddi筋層OD）

日本肝胆膵外科学会編．臨床・病理胆道癌取扱い規約．第6版，金原出版，2013より転載

到達目標 原発性硬化性胆管炎の疾患概念と超音波像を説明できる □□□

原発性硬化性胆管炎

胆管の超音波像
① 径　　　肝内および肝外胆管に拡張あり
② 形状　　円筒状
③ 壁　　　広範囲に及ぶ多発性の肥厚あり
④ 内部病変　なし。内腔の口径不同。短い狭窄
⑤ その他　造影検査所見では数珠状狭窄・剪定様変化あり

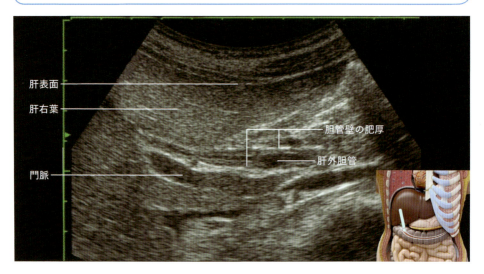

病態生理
- 肝内，肝外胆管の線維性肥厚と内腔狭窄を伴う進行性の閉塞性胆管炎である。病理組織にて onion-skin fibrosis（玉ねぎ状の求心性巣状線維化）の所見を認める。
- 病態が進行すると胆管に線維性狭窄を生じ，胆汁うっ滞や胆道内圧の上昇が起こる。これにより，胆汁の流れが滞り肝障害を生じて肝硬変に至る。
- 内腔狭窄を伴うIgG4関連硬化性胆管炎（p180参照）との鑑別が必要となる。

臨床所見
- 初期では無症状のことも多く，健康診断などの血液検査や画像診断検査において偶然発見されることがある。
- 胆汁うっ滞による黄疸，皮膚掻痒感，全身倦怠感，易疲労感がみられる。しだいに肝障害が進み門脈圧亢進症や肝不全徴候をきたす。
- 潰瘍性大腸炎を合併する頻度が高く，下痢，血便，腹痛などの症状を伴うことがある。その他の合併症には，Sjögren症候群，関節リウマチ，慢性膵炎，胆道癌，胆石症などがある。
- 20歳代と50〜60歳代に二峰性の発症ピークがあり，男性にやや多く発症する。

超音波診断の流れ

1

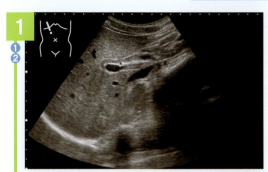

❶径 肝外胆管 6〜9mm
　　　 拡張あり（肝内・肝外）・拡張なし
❷形状 円筒状・紡錘状・嚢腫状

☐ 肝外胆管に拡張あり
☐ 形状は円筒状
First choice 胆管拡張を示す各種疾患

2

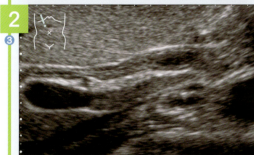

❸壁 肥厚：あり・なし

☐ 多発性の肥厚を広範囲に認める
Second choice 胆管癌，原発性硬化性胆管炎，IgG4関連硬化性胆管炎

❹内部病変 エコー　　　：あり・なし
　　　　　　 音響陰影　　：あり・なし
　　　　　　 内腔の口径不同：あり・なし

☐ 壁肥厚部から音響陰影は認めない
☐ 胆管内腔は口径不同
Last choice 原発性硬化性胆管炎

3

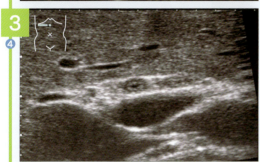

❖ 超音波診断のまとめ

　肝外胆管に軽度の拡張がみられた。胆管壁の肥厚により内腔が狭くなっており，拡大像にてさらに詳細に観察したところ，内腔の口径不同がみられた。横走査による短軸像でも壁肥厚と内腔狭窄が明瞭に観察された。多発性の病変が広範に及んでおり，限局的な病変を認める胆管癌とは異なる所見であった。ここまで原発性硬化性胆管炎およびIgG4関連硬化性胆管炎による変化に絞られたが，内腔の口径不同は短い狭窄病変を反映する像と考えられ，最終的に原発性硬化性胆管炎を疑った。

❖ **診断** 肝外胆管の壁肥厚と狭窄像から判断した原発性硬化性胆管炎

症例 1

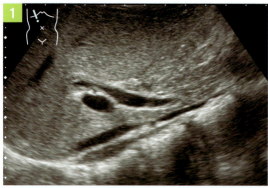

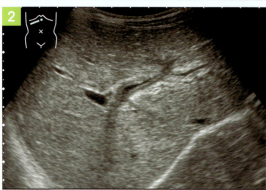

- 10歳代，女性
- 検査目的：心窩部の不快感を感じていたが，他には症状はなかった。心窩部痛が現れ，微熱も伴ったため受診。血液検査にて自己抗体・ウイルス抗体は陰性，IgG4値は正常範囲であった。原因検索の目的で超音波検査を施行。

胆管の超音波像

❶径	肝内胆管5〜9mm，肝外胆管6〜9mm（いずれも拡張あり）
❷形状	円筒状
❸壁	多発性の肥厚あり
❹内部病変	なし。内腔の口径不同。音響陰影なし
❺その他	内腔は口径不同

✤ 超音波診断のまとめ

　肝外胆管に拡張がみられ，肝内胆管（肝左葉）でも拡張を認めた。肝門部で肝外胆管壁の肥厚がみられたため，左肝管の観察も進めたところ，肝門部から臍部にかけて壁肥厚が著しく，口径不同の内腔狭窄がみられた。これらの所見から，原発性硬化性胆管炎を疑った。

✤ 診断　肝門部から左肝管にかけて胆管壁の肥厚と内腔狭窄をみた原発性硬化性胆管炎

🔍 原発性硬化性胆管炎の分類

線維性肥厚を生じる部位による分類

Small duct type	肥厚が細い肝内胆管にみられる（胆管造影では確認できない）
Large duct type	肥厚が肝内・肝外胆管の太い部分にみられる
Global duct type	肥厚が細い胆管と太い胆管の両方にみられる

注1）Large duct typeは，自己免疫性膵炎に伴う硬化性胆管病変や，IgG4関連疾患に伴う硬化性胆管炎との鑑別を要する。
注2）本症の診断基準は，厚生労働省難治性肝・胆道疾患研究班による「原発性硬化性胆管炎診断基準2016」（http://www.hepatobiliary.jp/modules/medical/index.php?content_id=3）を参照。

MEMO

胆管の直接造影でみられる所見

- 原発性硬化性胆管炎の診断には，内視鏡的逆行性胆道膵管造影（ERCP），磁気共鳴胆管膵管造影（MRCP）検査が不可欠である。
- ERCP，MRCP検査による胆管像では，肝内・肝外胆管に多発性の狭窄と拡張を認め，さらに以下のような特徴を伴う。
  1) 狭窄と拡張を交互に繰り返す数珠状狭窄（beadedappearance）
  2) 肝内胆管分枝が剪定され通常より少ない状態（pruned-treeappearance）
  3) 憩室様の突出状所見（diverticulum-like outpouching）

到達目標 IgG4関連硬化性胆管炎の疾患概念を説明できる □□□

IgG4関連硬化性胆管炎

胆管の超音波像
- ❶ 径　　　肝外あるいは肝内胆管に拡張あり
- ❷ 形状　　円筒状
- ❸ 壁　　　広範囲に及ぶ多発性の肥厚あり
- ❹ 内部病変　なし。内腔の口径不同。長い狭窄（ときに局所的）
- ❺ その他　膵腫大あり

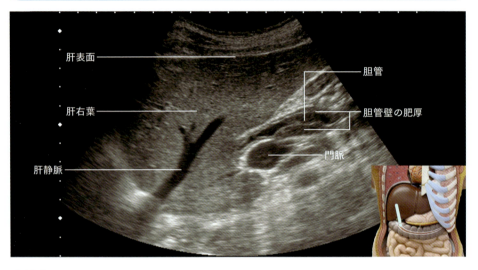

病態生理
- 血中IgG4値の上昇，病変局所の線維化，IgG4陽性形質細胞の著しい浸潤などをきたす原因不明の難治性疾患である。
- 胆管以外のさまざまな臓器においてもIgG4関連病態を示すものがあり，全身疾患として捉えられている。胆管単独で発症する場合，膵腫大の原因となる自己免疫性膵炎を高率に合併し，ときに硬化性唾液腺炎，後腹膜線維症を伴う。原因が明らかな二次性硬化性胆管炎は除外される。
- IgG4関連硬化性胆管炎と鑑別を要する疾患には，1）原発性硬化性胆管炎（肝内および肝外胆管にびまん性の硬化性胆管狭窄をきたすもの），2）胆管癌（限局性に狭窄と壁肥厚をきたすもの）などがある。

臨床所見
- 全周性の壁肥厚がみられ，内腔狭窄を引き起こすため，閉塞性黄疸を発症することが多い。
- 本症の多くはステロイド治療が奏効し，このことが原発性硬化性胆管炎との鑑別ポイントとなる。
- 高齢男性に多くみられる。

超音波診断の流れ

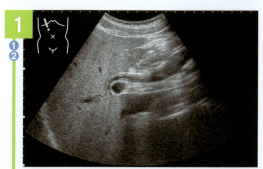

❶径 肝外胆管 7mm
拡張あり（肝内・肝外）・[拡張なし]
❷形状 [円筒状]・紡錘状・嚢腫状

☐ 肝外胆管径は正常値の上限
☐ 形状は円筒状
First choice 異常なし

❸壁 肥厚：あり・なし
❹内部病変 エコー ：あり・[なし]
音響陰影：あり・[なし]
内腔の口径不同：[あり]・なし

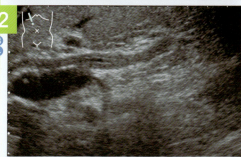

☐ 広範囲に肥厚あり
☐ 内腔は口径不同
☐ 狭窄部位が長い
☐ 音響陰影を伴わない
Second choice 胆管癌，原発性硬化性胆管炎，IgG4関連硬化性胆管炎

❺その他 膵腫大：[あり]・なし

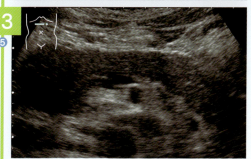

☐ 膵腫大を認める
☐ 膵頭部に腫瘤像を認める
Last choice IgG4関連硬化性胆管炎

❖ 超音波診断のまとめ

　肝外胆管径は正常値の上限であった。胆管壁の肥厚，および内腔の狭搾が広範囲に及んでいた。また，膵頭部に低エコーを示す腫大が描出された。これらの所見より，胆管癌（限局性の壁肥厚が特徴），原発性硬化性胆管炎（多発性の短い狭窄が特徴）を否定し，多発性の肥厚と長い狭窄および膵腫大を特徴とするIgG4関連硬化性胆管炎を疑った。

❖ 診断 **広範囲に及ぶ肝外胆管の壁肥厚と内腔狭窄および膵腫大で判断した IgG4関連硬化性胆管炎**

症例 ❶

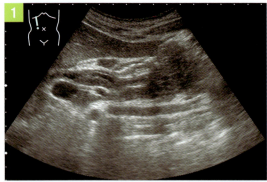

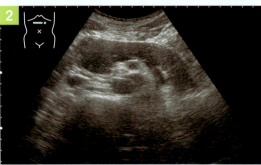

- 40歳代，男性
- 検査目的：心窩部に不快感を感じることがあったが，他に症状はみられなかった。心窩部痛が出現するようになり，発熱も伴うことから受診。血液検査で血中アミラーゼとIgG4値に上昇がみられたため，精密検査の目的で超音波検査を施行。

胆管の超音波像

❶径	肝外胆管7〜10mm（拡張あり）
❷形状	円筒状
❸壁	多発性の肥厚あり
❹内部病変	なし。内腔は口径不同。狭窄部が長い
❺その他	膵腫大あり

❖ 超音波診断のまとめ

　肝外胆管に拡張がみられた。胆管壁の肥厚は多発性かつ広範囲であり，内腔狭窄も認めた。また，腫大した膵頭部が低エコーとして描出され膵炎を示唆していた。これらの所見および血液検査から，自己免疫性膵炎を合併したIgG4関連硬化性胆管炎を疑った。

❖ 診断　自己免疫性膵炎を合併したIgG4関連硬化性胆管炎

🔍 IgG4関連硬化性胆管炎臨床診断基準2012（診断項目）

A. 診断項目

1. 胆道画像検査にて肝内・肝外胆管にびまん性，あるいは限局性の特徴的な狭窄像と壁肥厚を伴う硬化性病変を認める
2. 血液学的に高IgG4血症（135mg/dL以上）を認める
3. 自己免疫性膵炎，IgG4関連涙腺・唾液腺炎，IgG4関連後腹膜線維症のいずれかの合併を認める
4. 胆管壁に以下の病理組織学的所見を認める
    ①高度なリンパ球，形質細胞の浸潤と線維化
    ②強拡1視野あたり10個を超えるIgG4陽性形質細胞浸潤
    ③花むしろ状線維化（storiform fibrosis）
    ④閉塞性静脈炎（obliterative phlebitis）
 オプション：ステロイド治療の効果
  胆管生検や超音波内視鏡下穿刺吸引法（endoscopic ultrasound-guided fine needle aspiration, EUS-FNA）を含む精密検査のできる専門施設においては，胆管癌や膵癌などの悪性腫瘍を除外後に，ステロイドによる治療効果を診断項目に含むことができる

症例 ❷

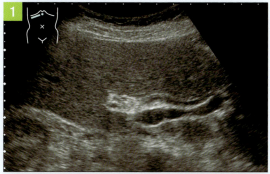
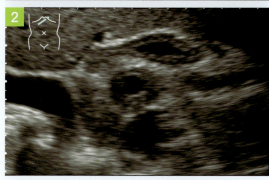

- 80歳代, 男性
- 検査目的：心窩部痛と発熱を主訴に受診。血液検査で血中アミラーゼ値の上昇がみられたため, 精密検査の目的で超音波検査を施行。

胆管の超音波像

❶径		肝内胆管2〜5mm, 肝外胆管8mm（いずれも拡張あり）
❷形状		円筒状
❸壁		多発性の肥厚あり
❹内部病変		なし。内腔は口径不同。狭窄部が長い

❖ 超音波診断のまとめ

　左肝管および肝外胆管に軽度の拡張がみられた。胆管壁は左肝管から肝外胆管にかけて肥厚し, 内腔狭搾も広範囲に及んでいた。短軸像にて全周性の肥厚であることがわかった。これらの所見から, 原発性硬化性胆管炎との鑑別を要したが, 血中アミラーゼ値の上昇をきたしていることを考慮し, IgG4関連硬化性胆管炎を疑った。

❖ 診断　胆管壁の全周性肥厚と広範囲の内腔狭窄および血中アミラーゼ値によって鑑別したIgG4関連硬化性胆管炎

🔍 IgG4関連硬化性胆管炎臨床診断基準2012（診断）

B. 診断

Ⅰ. 確診：1+3, 1+2+4①②, 4①②③, 4①②④
Ⅱ. 準確診：1+2+オプション
Ⅲ. 疑診：1+2

ただし, 胆管癌や膵癌などの悪性疾患, 原発性硬化性胆管炎や原因が明らかな二次性硬化性胆管炎を除外することが必要である。診断基準を満たさないが, 臨床的にIgG4関連硬化性胆管炎が否定できない場合, 安易にステロイド治療を行わずに専門施設に紹介することが重要である

※除外すべき二次的硬化性胆管炎（以下の原因などによる二次的硬化性胆管炎を除外する）
総胆管結石・胆管癌・外傷・胆道系手術・先天性胆道系異常・腐食性胆管炎・虚血性胆管狭窄・AIDS関連胆管炎・動注化学療法による胆管障害

厚生労働省IgG4関連全身硬化性疾患の診断法の確立と治療方法の開発に関する研究班, 他. IgG4関連硬化性胆管炎臨床診断基準2012. 胆道 2012；26（1）：59-63. より転載

到達目標 閉塞性黄疸における拡張胆管を描出でき，門脈枝との鑑別ができる □□□
閉塞原因の診断と鑑別疾患を説明できる □□□

閉塞性黄疸

胆管の超音波像
1. 径　　　肝内あるいは肝外胆管に拡張あり
2. 形状　　円筒状
3. 壁　　　肥厚なし（ときに肥厚あり）
4. 内部病変　なし（ときに腫瘍，結石などあり）
5. その他　閉塞部位により胆嚢の腫大あり

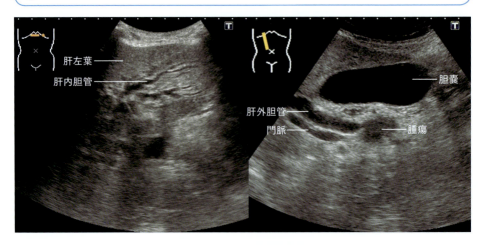

病態生理
- 肝で生成された胆汁は，胆道を経由して十二指腸乳頭部から腸管へと排出される。閉塞性黄疸とは，胆道の閉塞による胆汁の流出障害がもたらす病態の一つである。血中ビリルビン値の上昇により，皮膚や尿などに色素黄染として現れる。
- 胆道閉塞による胆管拡張が特徴であり，肝門部が閉塞されると肝内胆管に，肝外胆管が閉塞されると肝内および肝外胆管に，それぞれ拡張が起こる。
- 胆道閉塞を引き起こす原因疾患は，良性では肝外胆管結石の嵌頓，悪性では肝門部癌，胆嚢癌，胆管癌および膵癌の他，リンパ節腫瘍などによる圧迫がある。

臨床所見
- 皮膚，尿の他，眼瞼結膜などの黄染，さらに皮膚掻痒感がみられる。進行した黄疸例では大便が灰白色となる。
- 胆道閉塞の原因疾患が十二指腸乳頭部に嵌頓する結石である場合は，感染を生じやすく，胆管炎に相当する症状を伴う。
- 胆汁感染と胆管内圧の上昇により，胆汁が静脈へ逆流し血中感染が起こる。血中感染は胆管炎重篤化の引き金となり，エンドトキシン血症，敗血症，エンドトキシンショック，播種性血管内凝固症候群，多臓器不全へと進展するおそれがある。

超音波診断の流れ

1
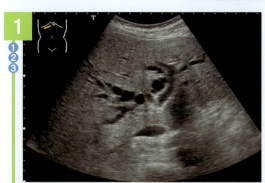

① 肝内胆管
- ❶径　　左葉6mm，右葉6mm
　　　　[拡張あり]（[肝内]・肝外）・拡張なし
- ❷形状　[円筒状]・紡錘状・嚢腫状
- ❸壁　　肥厚：あり・[なし]

☐ 肝内胆管は両葉ともに拡張あり
☐ 形状は円筒状

First choice　閉塞性黄疸，肝門部癌，肝外胆管結石，胆管癌，膵癌

2
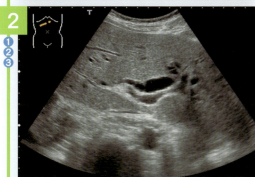

② 肝門部胆管
- ❶径　　10mm
　　　　[拡張あり]（肝内・肝外）・拡張なし
- ❷形状　[円筒状]・紡錘状・嚢腫状
- ❸壁　　肥厚：あり・[なし]

☐ 肝門部胆管は左右の交通性あり
☐ 形状は円筒状

Second choice　閉塞性黄疸，肝外胆管結石，胆管癌，膵癌

3
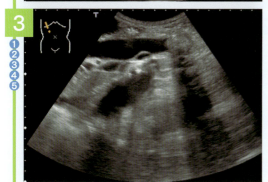

③ 肝外胆管
- ❶径　　15mm
　　　　[拡張あり]（[肝内]・[肝外]）・拡張なし
- ❷形状　[円筒状]・紡錘状・嚢腫状
- ❸壁　　肥厚：あり・[なし]
- ❹内部病変　エコー　：[あり]・なし
　　　　　　音響陰影：[あり]・なし
- ❺その他　胆嚢腫大：[あり]・なし

☐ 肝外胆管は拡張あり
☐ 肝外胆管に高エコーと音響陰影あり
☐ 胆嚢腫大あり

Last choice　閉塞性黄疸，肝外胆管結石

✣ 超音波診断のまとめ

　肝両葉の肝内胆管に拡張がみられた。肝門部でも左右の胆管に拡張がみられ，交通性も得られたことから，まず胆道閉塞が考えられた。次に，肝外胆管へ観察を進めるとともに，胆道閉塞の原因を検索したところ，肝外胆管の末端が途絶し，同部に高エコーとそれに伴う音響陰影が描出され，結石の嵌頓を示唆していた。これにより癌が除外された。臨床所見として黄疸がみられたことから，胆管結石の嵌頓に起因する閉塞性黄疸を疑った。

✣ 診断　**肝外胆管結石の嵌頓に起因する閉塞性黄疸**

血液検査からみた黄疸の鑑別

- 黄疸は血中ビリルビンの蓄積により発症する（p6参照）。黄疸をもたらす病態の鑑別は，血中ビリルビンと肝胆道系酵素（AST，ALT，ALP，γ-GTPなど）の値をもとに進められる。

血液検査		黄疸の分類	主な疾患	
ビリルビンの割合	肝胆道系酵素の値			
間接型＞直接型	溶血（－）	体質性（間接型）	グルクロン酸抱合障害 Gilbert症候群 Crigler-Naijar症候群	
	溶血（＋）	溶血性	新生児黄疸 溶血性貧血 脾機能亢進 自己免疫性 悪性貧血	
直接型＞間接型	肝胆道系酵素は正常	体質性（直接型）	ビリルビン排出障害 Dubin-Johnson症候群 Rotor症候群 先天性胆道拡張症	
	肝酵素が上昇	肝細胞性	ウイルス性肝炎 アルコール性肝炎 自己免疫性肝炎 肝硬変 肝癌 薬剤性肝障害	
	胆道系酵素が上昇	肝内胆汁うっ滞	原発性胆汁性胆管炎 原発性硬化性胆管炎	
	胆道系酵素が上昇	胆管閉塞症	良性	胆管結石 IgG4関連胆管炎 回虫迷入症 外傷性胆道狭窄 術後胆道閉塞
			悪性	胆管癌 胆嚢癌 乳頭部癌 膵臓癌 リンパ節腫大

索 引

和 文

あ

アーチファクト	12
アミラーゼ	183
アロンソ・レイ分類	147
亜有茎性隆起	49, 70

い

インナーチューブサイン	160, 161, 162
胃切除	52, 68, 131
移動性	50, 52, 75, 79
萎縮	102, 103

う

うっ血肝	127
右肝管	41
右季肋部横走査	33, 41
右季肋部斜走査	32, 40, 41
右季肋部縦走査	32, 40
右肋間走査	30, 38
右肋骨弓下走査	28, 36

え

エコーレベル	52
円筒状胆管	51
炎症性ポリープ	72
炎症波及	33, 106, 134
遠位胆管	9, 40

お

オッディ括約筋	5
尾引きの多重反射	114, 115
黄色肉芽腫性胆嚢炎	57, 59, 106, 107, 108, 109, 110, 111
―― と胆嚢癌の鑑別	108
黄疸	6, 139
―― の鑑別	186
横隔膜	23
音響インピーダンス	16
音響レンズ	16
音響陰影	15, 75, 79, 81, 152
音響窓	24, 29, 42

か

カラードプラ	97
カローの三角	10
カロリー病	131, 148, 149, 150, 151
カントリー線	2
ガス像	25, 68, 69
下部胆管	26
可逆性偽結石	82
加齢（高齢者）	52, 131, 138
過形成ポリープ	72
回虫	160
―― の感染経路	162
―― の観察	163
外側の輪郭	45, 46
外側陰影	17
肝胃間膜	9
肝萎縮	31, 32
肝外胆管	26
―― の区分	9
―― の走行	53
肝外胆管癌	131, 164, 165, 166, 167, 168, 169
肝外胆管結石	131, 136, 137, 138, 139, 140, 141, 185
肝硬変	32, 127
肝細胞癌	157
肝十二指腸間膜	9
肝浸潤	33, 46, 92, 95, 109
肝動脈	10
―― の走行と役割	10
肝内石灰化	135
肝内胆管癌	131, 133, 157, 164
肝内胆管結石	131, 132
――，末梢肝管型の	133, 134, 135
肝膿瘍	64
肝門部	10
肝門部癌	131, 149, 185
肝門部胆管癌	131, 164, 169
肝門部領域胆管	9, 10, 26, 41
―― の区分	10
間接型ビリルビン	6, 186
間膜	9
管腔構造	160

き

気腫性胆嚢炎	57, 68, 69
偽結石	82
急性肝炎	127, 139
急性胆嚢炎	29, 57, 59, 60, 61, 62, 63, 64, 65, 66, 67, 69, 125, 127
── と慢性胆嚢炎の壁	102
急性閉塞性化膿性胆管炎	131, 136
虚脱	45, 168
仰臥位	24, 34, 42
緊満	45

く

クールボアジェ徴候	98, 164
くびれ	45
屈曲	25, 27, 35, 45

け

ゲイン	20, 121
血液検査	66, 186
血中アミラーゼ	183
結合織	127
限局性肥厚	48, 85, 104
原発性肝内胆管結石症の分類	132
原発性硬化性胆管炎	131, 176, 177, 178
── の分類	178

こ

コメット様エコー	13, 59, 84, 85, 114, 115, 116, 117
コレシストキニン	5
コレステロールポリープ	49, 72
コレステロール結石	77
呼吸性移動	23, 24, 31
固有筋層	3
弧状エコー	68, 76, 112
広基性隆起	49, 70
高周波探触子	87
高齢者	52, 131, 138
黒色石	76, 83
混合石	76, 83
混成石	76, 83

さ

サイドローブ	14, 25, 32
左肝管	41
左側臥位	24, 34, 42

左右肝管の合流	26, 41
三管合流部	4, 124

し

シャルコーの三徴	136
ショットガンサイン	169
脂肪酸カルシウム石	83
脂肪織	60, 68
視野深度	21, 87, 91
自己免疫性膵炎	182
磁気共鳴胆管膵管造影	90, 179
腫瘍浸潤	33, 46, 131
数珠状狭窄	176, 179
周囲膿瘍	46, 61, 64, 65
十二指腸乳頭部	11, 66, 134, 136, 138, 139, 172, 173, 174
純コレステロール結石	59, 76, 77, 83
小結石	47
小十二指腸乳頭部	11
消化管ガス	18, 25, 29, 32
漿膜	3
漿膜下層	3
食後の胆嚢	7
心窩部横走査	36

す

ストライテーション	61, 102, 126
スネルの法則	16
スライス幅	78
スラッジボール	118, 120
すじ状エコー	48, 126
膵炎	182
膵管	11, 172
膵腫大	181
膵胆管合流異常	145

せ

セフトリアキソン	82
セブンイレブンルール	52
脊柱弯曲	52, 131
絶食	121
先天性胆道拡張症	131, 142, 143, 144, 145, 146, 148, 149, 150
── の超音波診断	144
── の分類	147
穿孔	59, 64
穿通	64
穿破	64

剪定様変化	176		——，前上区域の	39, 43
腺腫性ポリープ	72		——，内側区域の	37, 43

そ

ソノグラフィックマーフィーサイン	62
総肝管	8, 41
総胆管	8
総胆管結石	136
総胆管嚢腫	131, 143, 144, 145, 146
層構造	48
増幅度	20

た

多隔壁	27
多重反射	12, 25, 32, 77, 114, 115, 152
多房性嚢胞	27
体位変換	24, 50, 78, 120, 122
体液貯留	46
体外式超音波検査	3
大十二指腸乳頭部	8, 11
胆管	8, 10, 26, 51
——の位置	8
——の拡張	51
——の基本走査と体位	42
——の計測	51, 52
——の走行と役割	10
——の途絶	165, 166, 168
——超音波検査の盲点	26
——内部の観察	52
——病変の超音波診断ツリー	130
胆管ステント	131, 152, 161
胆管癌	125, 164
——の記載法	170
——の超音波像	168, 169
胆管狭窄症	131, 149
胆管結石	134, 138
——と急性肝炎の鑑別	139
——，肝外	136, 137, 138, 139, 140, 141, 185
——，肝内	132, 133, 134, 135
胆管枝	26
——，外側下区域の	37
——，外側上区域の	37
——，肝右葉の	38
——，肝左葉の	36
——，肝門部領域の	41
——，後区域の	39
——，前下区域の	39

胆管閉塞	139, 169
胆管壁肥厚	51
胆汁	5, 105
——の区分	6
——の成分	6
胆汁酸の腸肝循環	5
胆汁色素	6
胆石の超音波分類	76
胆泥	24, 47, 50, 59, 118, 119, 120, 121, 122, 123, 131, 151, 167
——と他疾患の鑑別	120
——と胆嚢癌の鑑別	34
胆道	8
胆道回虫迷入症	131, 160, 161, 162
胆道気腫	131, 152
胆道出血	131, 156, 157, 158
胆道内空気	131, 135, 152, 153
——と門脈内ガスの鑑別	154
——の要因	152
——，医原性の	154, 155
胆道閉塞	139, 169
胆嚢	2, 28, 30, 32, 33
——の位置	2
——の基本走査と体位	34
——の虚脱	45, 168
——の計測	44
——の腫大	61, 63, 124, 168
——の切除（摘出）	52, 131, 152
——の役割	5
——超音波検査の盲点	25
——病変の超音波診断ツリー	56, 58
——，食後の	7
——，無痛性の	98, 125
胆嚢コレステロールポリープ	59, 70, 71, 72, 73
——と胆嚢結石の鑑別	72, 73
胆嚢ポリープ	24, 47, 50
——の分類	72
胆嚢窩	2, 29
胆嚢管	2, 4
——の走行	4
胆嚢癌	24, 29, 49, 50, 59, 72, 92, 96, 97, 98, 99, 100, 101, 127
——と黄色肉芽腫性胆嚢炎の鑑別	108
——と胆泥の鑑別	34
——と胆嚢腺筋腫症の合併	88

―― の肝浸潤　　　46, 92, 95, 109
―― の記載法　　　94
―― の分類　　　93
――, 進行的な　　　57, 92, 95
――, 早期的な　　　57, 92
胆嚢結石　　24, 35, 47, 50, 59, 63, 74, 75,
　　　78, 79, 80, 81, 105
―― と胆嚢コレステロールポリープの鑑別
　　　72, 73
―― の合併　　　100
―― の充満　　　81
―― の成分　　　74
―― の超音波分類　　　76
胆嚢周囲膿瘍　　　46, 61, 64, 65
胆嚢水腫　　　57, 105, 125
胆嚢腺筋腫症　　13, 21, 29, 47, 59, 84, 87,
　　　127
―― と胆嚢癌の合併　　　88
―― の分類　　　84
――, 限局型の　　　86
――, びまん型の　　　90
――, 分節型の　　　85, 91
――, 輪状型の　　　88, 89
胆嚢腺腫　　　72
胆嚢動脈の血流亢進　　　62
胆嚢捻転症　　　57, 67
胆嚢壁　　　2, 33
―― の陥凹　　　47
―― の構造　　　3, 48
―― の石灰化　　　113
―― の破綻　　　95
―― の肥厚　　31, 48, 61, 63, 86, 103, 126
―― の壁在結石　　　13, 84, 107
炭酸カルシウム石　　　83

ち

肘膝位　　　24, 34
超音波ビームの厚み　　　18
腸肝循環　　　5
直接型ビリルビン　　　6, 186

て

テーパリング　　　169
デブリ　　　118
点状エコー　　　76, 108, 109

と

トライアングルサイン　　　84

戸谷分類　　　147
途絶像　　　52
疼痛　　　125
陶器様胆嚢　　　15, 57, 59, 112, 113
突出　　　46, 91

な

泣き別れ　　　169
内腔　　　3
―― の偏り　　　47
内視鏡超音波検査　　　3
内視鏡的逆行性胆道膵管造影　　　179
内側の輪郭　　　47

に

乳頭部　　11, 66, 134, 136, 138, 139, 172,
　　　173, 174
―― の区分　　　11
乳頭部癌　　　131, 172, 173, 174
―― の記載法　　　175

ね

ねじれ　　　45
粘膜　　　3

の

膿瘍　　　46, 60, 68, 69, 106
嚢腫状胆管　　　51
嚢胞性エコー　　　60, 84, 106, 126

は

ハイステル弁　　　2
ハルトマン嚢　　　2
パールネックレスサイン　　　90
パルスドプラ　　　117
敗血症　　　69
拍動波　　　92, 98
半坐位　　　24, 34, 50
汎発性腹膜炎　　　69

ひ

ビリルビン　　　6, 186
ビリルビンカルシウム石　　　76, 83
ひょうたん形　　　47, 85, 89
びまん性肥厚　　　48, 90, 108
肥満型　　　31, 32
―― の肝　　　22
―― の胆嚢　　　22

左側臥位　24, 34, 42

ふ

ファーター乳頭部　8, 11
フォーカス　87
フリージアンキャップ胆嚢　27, 45
浮腫性肥厚　127
腹腔内膿瘍　69
腹式呼吸　23
腹壁ガス壊疽　69
腹膜　3
腹膜炎　69

へ

閉塞性黄疸　52, 138, 156, 172, 184, 185
壁在結石　13, 84, 107

ほ

ホワイトバイル　105
ポリープ　20
紡錘状胆管　51

ま

マーフィー徴候　62
慢性胆嚢炎　29, 57, 102, 103, 104

み

ミッキーマウスサイン　53
ミリッチ症候群　134

む

無痛性胆嚢　98, 125

も

門脈　10, 26, 40
　── の走行　10, 53
門脈右枝　31, 39
門脈左枝　29
門脈内ガス　154
　── と胆道内空気の鑑別　154

や

痩せ型　29
　── の肝　22
　── の胆嚢　22
薬剤の副作用　82

ゆ

有茎性隆起　70
遊走胆嚢　19, 67

り

立位　24, 34
隆起性病変　47, 49
　── の分類　70

れ

レイノルズの五徴　136
レンズ効果　16
レンメル症候群　134

ろ

ロキタンスキー・アショフ洞（RAS）　3, 13, 21, 85, 86, 87, 89, 90, 107, 110, 111, 116, 126
ロセフィン®　82

欧　文

A

Alonso-Lej分類　147

B

Bd　9
beadedappearance　179
Bp　9

C

C　2, 4, 9
Calotの三角　10
Cantlie線　2
Caroli病　131, 148, 149, 150, 151
Charcotの三徴　136
Courvoisier徴候　98, 164

D

Depth　21, 87, 91
diverticulum-like outpouching　179

E

ERCP　179

G

Gb	2, 9
Gf	2, 9
Gn	2, 9

H

Hartmann嚢	2
Heister弁	2

I

IgG4関連硬化性胆管炎	131, 180, 181, 182, 183
—— の臨床診断基準	182, 183
inner tube sign	160, 161, 162

L

Lemmel症候群	134

M

M	3
Mirizzi症候群	134
MP	3
MRCP	90, 179
Murphy徴候	62

O

Oddi括約筋	5

P

pearl necklace sign	90
Phrygian-cap胆嚢	27, 45
pruned-treeappearance	179

R

Reynoldsの五徴	136
Rokitansky-aschoff洞（RAS）	3, 13, 21, 85, 86, 87, 89, 90, 107, 110, 111, 116, 126

S

S	3
seven-eleven rule	52
shotgun sign	169
Snellの法則	16
sonographic Murphy sign	62
SS	3
STC	20
striations	61, 102, 126

T

tapering	169
triangle sign	84

V

Vater乳頭部	8, 11

W

white bile	105

超音波の学校 vol.1
胆嚢・胆管　　　　　　　　　定価(本体3,800円＋税)

2018年10月24日　第1版第1刷発行

著　者　関根　智紀
　　　　　せきね　ともき

発行者　福村　直樹

発行所　金原出版株式会社

〒113-0034 東京都文京区湯島2-31-14

電話　編集(03)3811-7162

　　　　営業(03)3811-7184

FAX　　(03)3813-0288　　　　　　Ⓒ 関根智紀. 2018

振替口座　00120-4-151494　　　　　検印省略

http://www.kanehara-shuppan.co.jp/　　*Printed in Japan*

ISBN 978-4-307-07109-3　　組版・装丁／朝日メディアインターナショナル
　　　　　　　　　　　　　　　　　印刷・製本／教文堂

JCOPY ＜出版者著作権管理機構 委託出版物＞

本書の無断複製は著作権法上での例外を除き禁じられています。複製される場合は，
そのつど事前に，出版者著作権管理機構(電話 03-5244-5088，FAX 03-5244-5089，
e-mail：info@jcopy.or.jp)の許諾を得てください。

小社は捺印または貼付紙をもって定価を変更致しません。
乱丁，落丁のものはお買上げ書店または小社にてお取り替え致します。